Werner Dobrowsky

Radio-Onkologie beim Rektum- und Anal-Karzinom

Springer-Verlag Wien New York

Dr. Werner Dobrowsky
Universitätsklinik für Strahlentherapie und Strahlenbiologie, Wien

Mit 21 Abbildungen

CIP-Kurztitelaufnahme der Deutschen Bibliothek

Dobrowsky, Werner: Radio-Onkologie beim Rektum- und Anal-Karzinom/W. Dobrowsky. — Wien; New York: Springer, 1988.
ISBN-13: 978-3-211-82022-3 e-ISBN-13: 978-3-7091-8939-9
DOI: 10.1007/978-3-7091-8939-9

ISBN-13: 978-3-211-82022-3

Für Eva

Geleitwort

In den letzten 20 Jahren hat sich ein grundlegender Wandel in den Erkenntnissen über die Therapiemethoden von Rektal- und Analkarzinomen vollzogen. Der Wissensstand über die Entstehungsgeschichte und das pathologische Verhalten dieser Tumoren ist erheblich größer geworden. Gleichzeitig hat die Strahlentherapie einen wesentlichen Stellenwert bei der Behandlung dieser Tumorarten erlangt.

In der vorliegenden Abhandlung faßt Werner Dobrowsky unter Verwendung von Daten aus der Fachliteratur und aus seiner eigenen Erfahrung die jüngsten Entwicklungen der Strahlentherapiemethoden zusammen, die in Verbindung mit einem chirurgischen Eingriff oder allein eingesetzt werden. Er zeigt auf, daß wir uns an einem Wendepunkt in der Behandlungsstrategie von Rektal- und Analkarzinomen befinden.

In den Kapiteln, die sich mit dem Rektalkarzinom befassen, untersucht Dobrowsky die allgemeinen Merkmale der Krankheit und das Problem der Früherkennung, bevor er sich mit der Lokalisierung der Strahlentherapie als unterstützende Therapie nach einem chirurgischen Eingriff oder als Alleintherapie befaßt. Er weist auf die Vorteile hin, die eine präoperative Strahlenbehandlung in den meisten Fällen bietet — nicht nur durch die Erhöhung der lokalen Tumorkontrolle, sondern auch durch die Aufrechterhaltung der Analfunktion beim Patienten. Der Autor macht aber deutlich, wie notwendig gerade in diesem Zusammenhang ein Klima des Vertrauens zwischen Chirurgen und Strahlentherapeuten ist.

Dobrowsky analysiert die Rolle der endokavitären Bestrahlung, die im Frühstadium von Tumoren angewendet wird, und weist nach, daß die Ergebnisse dieser Methode denen einer chirurgischen Exzision oder Elektrokoagulation überlegen sind. Er stellt die neuen Möglichkeiten einer konservativen Behandlungsmethode für Patienten, bei denen ein chirurgischer Eingriff aus medizinischer Indikation nicht in Frage kommt, zur Diskussion.

In den Kapiteln über das Analkarzinom erinnert der Autor daran, daß sich diese Tumorart in vielem vom rektalen Adenokarzinom unterscheidet und daß große chirurgische Eingriffe als Anfangstherapie nicht mehr angezeigt sind. Zum gegenwärtigen Zeitpunkt herrscht allgemein Übereinstimmung darüber, in allen Fällen einer Strahlentherapie mit simultaner Chemotherapie den Vorzug zu geben.

Werner Dobrowsky beschreibt und vergleicht die verschiedenen, in der Fachliteratur angeführten Methoden und charakterisiert unter Berücksichtigung seiner eigenen Forschungsergebnisse den geeignetsten Weg zur lokalen Tumorkontrolle und Aufrechterhaltung der natürlichen Analfunktion bei den Patienten.

Der Autor betont, daß die unterschiedlichen Behandlungsmethoden einer großen Sorgfalt bei den durchzuführenden prätherapeutischen Untersuchungen, der Selektion der Fälle, Wahl der Behandlungsstrategie und -technik bedürfen.

Dr. Dobroswsky trägt mit seinem Buch wesentlich zu einer angemessenen Therapie dieser Krankheiten durch weniger radikale Behandlungsmethoden und zu einer verbesserten Lebensqualität vieler Patienten mit Rektal- und Analkarzinomen bei. Dieses Buch sei nicht nur Radio-Onkologen, sondern auch Fachärzten der Gastroentologie und Proktologie empfohlen.

Jean Papillon
emer. Professor für Radiologie, Universität Lyon
Ehem. Vorstand der Radiotherapeutischen Abteilung,
Centre Léon Bérard, Lyon, Frankreich

Vorwort

Auf dem Gebiet der Radio-Onkologie wurden in den letzten Jahren bedeutende Fortschritte erzielt. Das vorliegende Buch stellt die Möglichkeiten der Radio-Onkologie in der modernen interdisziplinären Tumorbehandlung dar, wo sie ihren festen Platz in der Therapie der Karzinome der Kolo-Rekto-Analregion, der häufigsten malignen Erkrankung in Österreich, hat.

Beim Rektumkarzinom liegen die Ziele der Behandlung einerseits in der Vermeidung des Lokalrezidivs (adjuvante Radiotherapie), andererseits in der primären Therapie von selektierten kleinen Karzinomen (endokavitäre Radiotherapie). Für die Behandlung des Analkarzinoms eröffnet die kombinierte Radio-Chemotherapie neue Wege zur kurativen sphinktererhaltenden Therapie, auf die heutzutage nicht mehr verzichtet werden sollte. Ferner werden neue interdisziplinäre Konzepte zur Behandlung von fortgeschrittenen und rezidivierenden Karzinomen der Ano-Rektal-Region vorgestellt. Die Rolle der Radio-Onkologie wird dabei an Hand internationaler Veröffentlichungen und eigener Ergebnisse nach dem derzeitigen Stand beleuchtet.

An erster Stelle möchte ich mich besonders bei Herrn Prof. Dr. K. H. Kärcher für die Unterstützung meiner Tätigkeit an der Universitätsklinik für Strahlentherapie und Strahlenbiologie bedanken.

Mein aufrichtiger Dank gilt auch Herrn Prof. Dr. J. Papillon, Lyon, für wichtige Anregungen in meiner Arbeit. Ferner gilt mein Dank Herrn Prof. Dr. H. Pokieser (Zentrales

Institut für Radiodiagnostik der Universität Wien) für die Erlaubnis, Röntgenaufnahmen aus seinem Institut zu veröffentlichen.

Für die gute interdisziplinäre Zusammenarbeit möchte ich mich besonders bei Dr. J. Miholic (II. Chirurgische Universitätsklinik Wien), Dr. O. K. Schlappack (Universitätsklinik für Chemotherapie Wien) und Dr. F. Karnel (Zentrales Institut für Radiodiagnostik der Universität Wien) bedanken.

Danken möchte ich auch hier nicht genannten chirurgischen Kollegen, vor allem der I. und II. Chirurgischen Universitätsklinik in Wien.

Mein aufrichtiger Dank gilt auch den Krankenschwestern und den radiologisch-technischen Assistenten(innen) der Universitätsklinik für Strahlentherapie und Strahlenbiologie Wien für ihre Leistungen. Bei der Betreuung onkologischer Patienten ist ihre Mitarbeit für eine korrekte Durchführung der Therapie unerläßlich.

Für die Erstellung des Manuskriptes dieser Monographie bin ich den Sekretärinnen der Klinik sehr zu Dank verpflichtet, stellvertretend seien hier Frau H. Lust und B. Holweg genannt.

Last not least möchte ich mich bei Herrn Mag. B. Schweder und Herrn F. Chr. May vom Springer-Verlag Wien bedanken; ohne sie wäre diese Monographie nicht erschienen.

Wien, im November 1987 **W. Dobrowsky**

Inhaltsverzeichnis

Rektumkarzinom

Analkarzinom

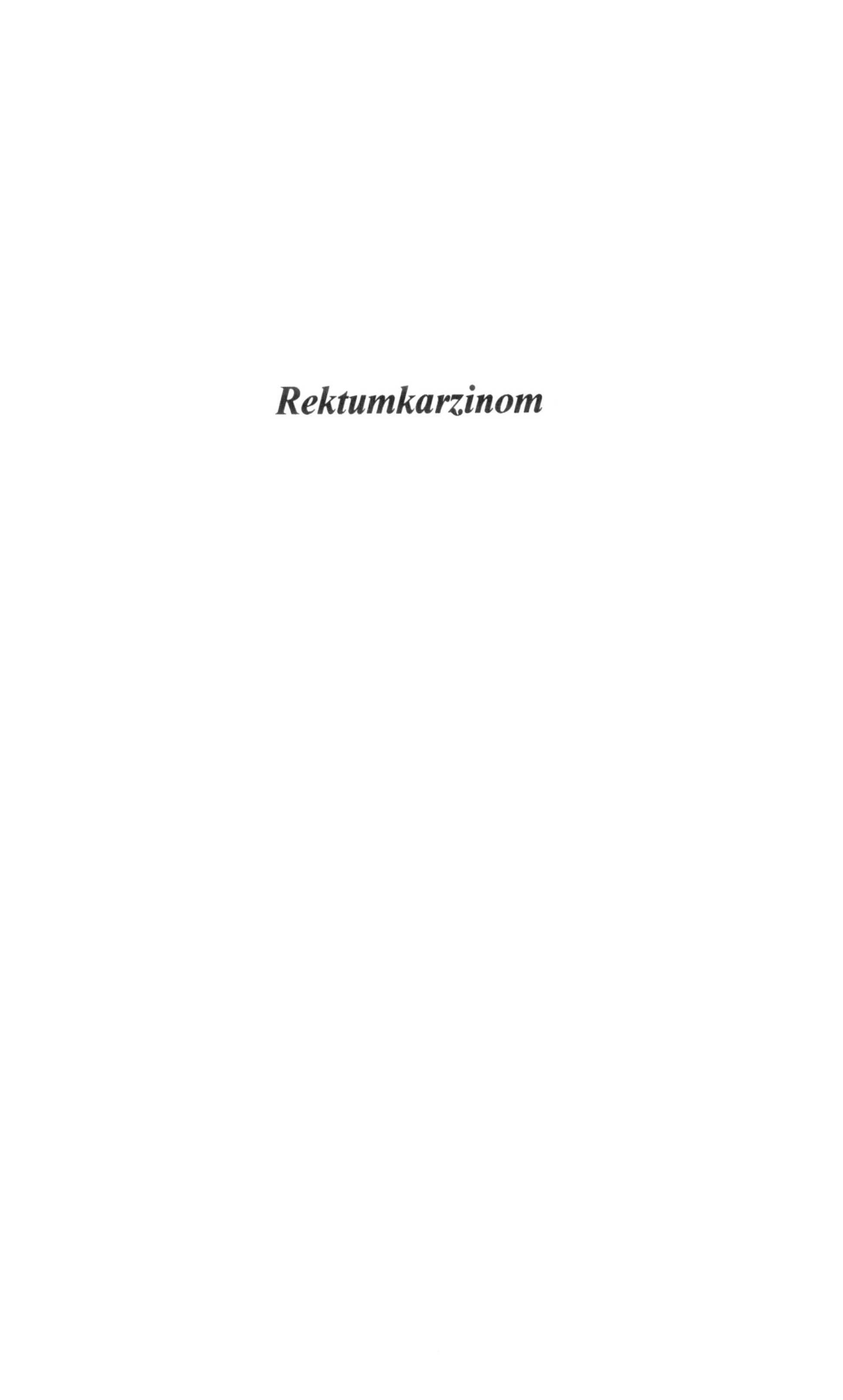

Rektumkarzinom

Allgemeine Aspekte

Anatomie

Der Mastdarm — das Rektum — geht am kranialen Ende des dritten Kreuzbeinsegments aus dem Sigmoid hervor. Das Rektum ist keineswegs ein gerades Darmstück, sondern zeigt konstant zwei Krümmungen in der Sagittalebene. Die obere der beiden Krümmungen, die Flexura sacralis, legt sich der gekrümmten Beckenfläche des Kreuzbeins an. Die untere, die Flexura perinealis, weist mit ihrer Konvexität nach vorne. Neben diesen konstanten Krümmungen in der Sagittalebene kommen noch verschiedene inkonstante Krümmungen in der Frontalebene vor. Das Rektum ist im Durchschnitt zirka 15 cm lang und zeigt im Mittel drei halbmondförmige Querfalten, von denen eine — die Plica transversalis recti (Kohlrauschsche Falte) — rechts gelegen ist und sehr häufig auftritt. Oberhalb dieser sind normalerweise zwei kleinere Querfalten, links gelegen, eher inkonstant. Cranial der Querfalten ist das Rektum meist zur Ampulla recti erweitert, die Ampulla verjüngt sich analwärts trichterförmig und geht in den Canalis analis über. Der Canalis analis läßt drei Zonen unterscheiden, die Zona columnaris, die Zona haemorrhoidalis und die Zona cutanea. Bereits in der Zona haemorrhoidalis findet sich als Übergangszone ein geschichtetes Plattenepithel, welches in der Zona cutanea in ein verhornendes Plattenepithel übergeht und diesem bereits histologisch Hautcharakter gibt.

Gefäßversorgung (Abb. 1 und 2)

Die Gefäßversorgung erfolgt über die unpaare Arteria rectalis superior (A. haemorrhoidalis superior), die von der Arteria mesenterica inferior abzweigt und sich am Rektum in einen linken und einen rechten Ast aufteilt und den oberen Teil der Muskulatur und den Großteil der Schleimhaut versorgt. Der distale Teil der Muskulatur wird über die paarigen Arteriae rectales mediae (Aa. haemorrhoidales mediae), die von der Arteria iliaca interna kommen, und die Arteria rectalis inferior (A. haemorrhoidalis inferior), aus der Arteria pudenda interna abzweigend, versorgt. Der venöse Abfluß erfolgt hauptsächlich über den Plexus venosus rectalis und gelangt dann einerseits über die V. rectalis sup. und die V. mesenterica inf. in die V. portae, andererseits über die Vv. rectales mediae et inferiores in die V. cava inferior. Im Gegensatz zum Kolon, welches sich venös nur in das Portagebiet entleert, kommunizieren die Venen des Rektums auch mit systemischen Venen, d. h. mit der Vena cava inferior, und

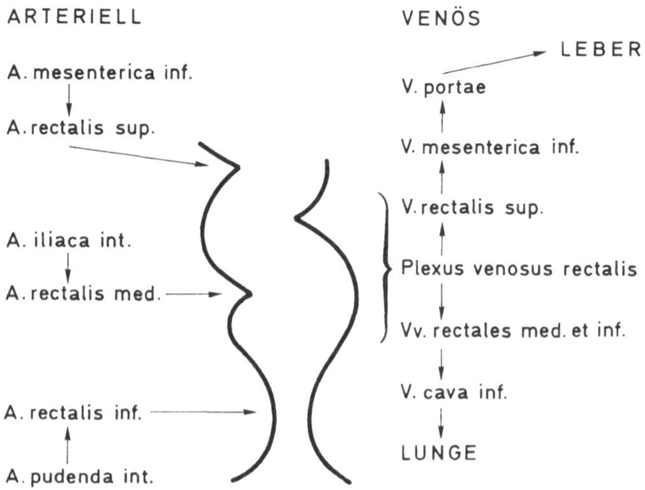

Abb. 1. Gefäßversorgung des Rektums

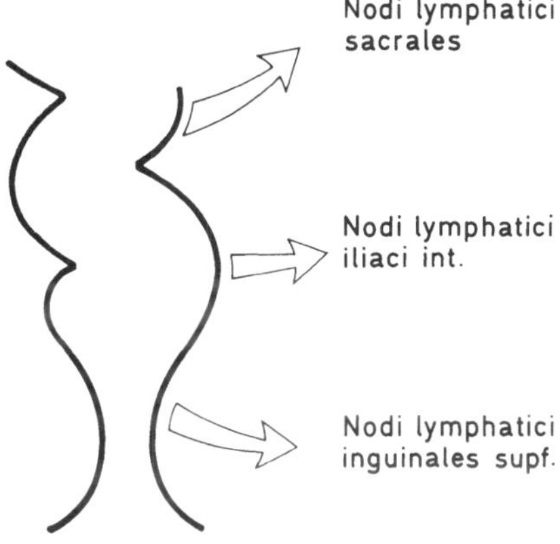

Abb. 2. Lymphabfluß des Rektums

ermöglichen somit eine Tumorembolisierung bzw. eine Absiedelung von Metastasen primär auch in die Lunge.

Die Lymphgefäße zeigen hauptsächlich drei Abflußrichtungen mit drei Gruppen von regionären Lymphknoten. Der obere Teil des Rektums wird über Lymphgefäße, die entlang der Arteria rectalis superior zu den Nodi lymphatici sacralis laufen, versorgt. Vom mittleren Rektum verlaufen die Lymphgefäße entlang der Arterien und Venen der Iliaca interna zu den Nodi lymphatici iliaci interni. Vom unteren Rektumanteil wird die Lymphe in den Nodi lymphatici inguinalis superficialis filtriert. Außer diesen Hauptabflußwegen finden sich gelegentliche Lymphknoten zwischen Rektum, Blase und Prostata (Nodi lymphatici anorectalis). Die Arterien- und Lymphgefäßversorgung ist durch die Linea pectinata klar abgegrenzt, während der venöse Abfluß durch zahlreiche Kollaterale gekennzeichnet ist (Bacon 1949).

Epidemiologie

Die Kolo-Rektalkarzinome gehören in Österreich zu den häufigsten Tumoren, wobei im Laufe der achtziger Jahre eine

Zunahme zu vermerken war. Tabelle 1 gibt eine Übersicht über die häufigsten Tumore und ihre Inzidenzentwicklung während der achtziger Jahre und aus dem Jahre 1974, wobei die letztgenannten Daten leider nicht sehr exakt sind (Bericht über das Gesundheitswesen in Österreich im Jahre 1974, 1980—1984, herausgegeben vom Bundesministerium für Gesundheit und Umweltschutz in Zusammenarbeit mit dem Österreichischen Statistischen Zentralamt).

Tabelle 1. Tumorinzidenz einiger Malignome (1974, 1980—1984) in Österreich

	1974	1980	1981	1982	1983	1984
			männlich			
Rektum	543	731	751	799	783	715
Darm	633	787	863	897	915	972
Brust	18	26	22	20	28	26
Bronchus	1997	2078	2069	1938	2039	2077
Magen	1254	1175	1171	1154	1128	1169
			weiblich			
Rektum	530	671	736	768	807	750
Darm	801	1000	1075	1135	1273	1222
Brust	2055	2608	2749	2757	2762	3047
Bronchus	390	467	514	516	531	555
Magen	1019	1008	1048	986	991	999

(Bericht über das Gesundheitswesen in Österreich im Jahre 1974, 1980—1984, herausgegeben vom Bundesministerium für Gesundheit und Umweltschutz in Zusammenarbeit mit dem Österreichischen Statistischen Zentralamt)

Seit Ende der fünfziger Jahre war eine beträchtliche Zunahme der Kolo-Rektalmalignome in Österreich zu beobachten (Friedl 1984). Ein Anstieg der Inzidenz ist in anderen europäischen Staaten ebenfalls notiert worden, so betrug die Inzidenz in Schweden 1977/78 3500 und 1980 schon 4300 neue notierte Fälle.

Während in Österreich die Sterblichkeit an Kolo-Rektalkarzinomen etwas absinkt, ist die Sterblichkeitsrate z. B. in den Vereinigten Staaten, wo ebenfalls das Kolo-Rektalkarzinom die häufigste maligne Erkrankung ist, etwas ansteigend (Li 1986).

Bei der Inzidenz gibt es weltweit geographische Unterschiede, so kommt z. B. in Japan und einzelnen Staaten Südamerikas das Kolo-Rektalkarzinom wesentlich seltener vor als z. B. in den nördlichen europäischen Industrienationen und den Vereinigten Staaten. Auch innerhalb eines Landes, wie z. B. in Österreich, zeigt sich eine regional unterschiedliche Verteilung der Inzidenz. In Österreich zeigt sich ein deutliches Ost-West-Gefälle, bei dem Wien und Niederösterreich mehr als 12 % über dem österreichischen Durchschnitt bezüglich der Inzidenz liegen, während Tirol, Vorarlberg und Kärnten deutlich unter dem österreichischen Durchschnitt notieren.

Ätiologie

Schon lange beschäftigen sich Untersuchungen mit einer möglichen diätetischen Beeinflussung der Entstehung der kolo-rektalen Karzinome. Die Häufigkeit der Kolo-Rektalkarzinome in den einzelnen Ländern scheint in Zusammenhang mit den verschiedenen Ernährungsgewohnheiten zu stehen. So treten bei Nationen mit hohem Fett- und Fleischkonsum, aber mit geringer Aufnahme von Faserstoffen, häufiger Kolo-Rektalkarzinome auf — dies wird auf die längere Verweildauer der Nahrung und den längeren Kontakt des Kotes mit der Darmwand zurückgeführt (Wynder 1975, Haeszel et al. 1973, Burkitt 1971).

Diese möglichen ätiologischen Faktoren würden eine Erklärung für die Zunahme kolo-rektaler Karzinome seit den sechziger Jahren bieten. Sowohl der Fleisch- als auch der Fettkonsum hat in Österreich seit dem letzten Krieg um mehr als das Doppelte zugenommen, gleichzeitig wird über eine Senkung der Aufnahme von Ballast- oder Faserstoffen berichtet.

Während ein gewisser protektiver Effekt höherer Gemüsezufuhr beim Kolonkarzinom bestehen dürfte, wird diese Beobachtung beim Rektumkarzinom nicht gemacht (Graham et al. 1978).

Nach wie vor offen ist die Frage, inwieweit eine Cholezystektomie, die eine erhöhte Produktion von Gallensäuren und -salzen mit sich bringt, bei Abwesenheit der resorptiven Funktion der Gallenblase das Dick- und Mastdarmkrebsrisiko erhöht (Vernick et al. 1980).

Wesentlich klarer verhält es sich bei den genetischen Risikogruppen. Es gilt als gesichert, daß Patienten mit einer familiären Polyposis coli eine fast 100 %ige Inzidenz an kolorektalen Karzinomen bei Erreichen eines höheren Alters aufweisen (Bussey 1975). Dies hat dazu geführt, daß Patienten mit dieser autosomal dominant vererbbaren Krankheit oft prophylaktisch einer Kolektomie mit ileo-rektaler Anastomose zugeführt werden (Lipkin et al. 1983, Bussey 1975,

Tabelle 2. Risikofaktoren für die Entstehung eines kolo-rektalen Karzinoms

Alter:
- Personen jenseits des 40. Lebensjahres

Begleiterkrankungen, durchgemachte Erkrankungen:
- Colitis ulcerosa
- Akromegalie
- Morbus Crohn
- Kolo-rektale Adenome
- Kolo-Rektalkarzinom
- Weibliches Genitalkarzinom inklusive Mammakarzinom
- Uretero-Sigmoidostomie

Familiäre Disposition:
- Familiäre Polyposis
- Cancer family syndrome
- Torre-Syndrom
- Gardner-Syndrom
- Generalisierte juvenile gastrointestinale Polyposis
- Nail-Patella-Syndrom
- Turcot-Syndrom

Bess et al. 1980). Weiters wird für das Kolo-Rektalkarzinom eine genetische Determinierung in manchen Familien diskutiert (Lynch and Krush 1971, Neel 1971).

Bei Patienten mit einer juvenilen Colitis ulcerosa findet sich eine mit dem Alter zunehmende Häufung an kolorektalen Karzinomen (Devroede et al. 1971, Lavery et al. 1982).

Die wichtigsten Risikofaktoren für die Entstehung eines kolo-rektalen Karzinoms sind in Tabelle 2 zusammengefaßt.

Früherkennung des Kolo-Rektalkarzinoms

Patienten mit einem Kolo-Rektalkarzinom haben eine ausgezeichnete Prognose, wenn die Diagnose ihres Tumors früh, im Dukes Stadium A, gestellt wird. Mit höherem Tumorstadium sinkt die Wahrscheinlichkeit der Heilung. Aus diesen Gründen sind Früherkennungsmaßnahmen eine Möglichkeit, die Gesamtmortalität dieser Karzinome zu senken.

Es gibt wenige Möglichkeiten, die sich als Screening-Methoden bei symptomlosen Personen in Risikogruppen anbieten. Die Screening-Methode muß eine ausreichende Spezifität und Sensitivität besitzen und sollte weiters kostengünstig und möglichst praktikabel sein.

Weiß et al. (1977) bewiesen, daß die rektal-digitale Untersuchung, die zwar sowohl billig als auch leicht praktikabel ist, nicht ausreicht. Es bleiben nicht nur Tumore proximal des Palpationsbereiches unerkannt, auch Karzinome innerhalb des Tastbereiches wurden nicht als solche erkannt.

Durch die Einführung eines leicht handzuhabenden Hämokkultestes (Greegor 1967) wurde eine praktikable Screening-Methode geschaffen, die eine ausreichende Spezifität und Sensitivität besitzt. Andere Maßnahmen wie Doppelkontrast-Röntgenuntersuchungen oder Rektosigmoidoskopien scheiden aus Kostengründen und geringer Praktikabilität als Reihenuntersuchungsmethode aus. Eddy et al. (1987) behaupten, daß ein jährlicher Hämokkultest die Mortalität bei

Kolo-Rektalkarzinomen um ein Drittel reduzieren würde. Nur durch großangelegte Studien könnte diese Behauptung bestätigt werden. Durch eine intensive Aufklärung von Ärzten und Bevölkerung wäre es möglich, Reihenuntersuchungen anzustellen. Weiters muß betont werden, daß erst nach einem mehrjährigen Zeitraum eine etwaige Mortalitätssenkung festgestellt werden kann. Für die Zukunft scheint die Durchführung einer Screening-Untersuchung von großer Wichtigkeit, da das Kolo-Rektalkarzinom das häufigste Malignom in Österreich ist.

Prognostische Kriterien beim Rektumkarzinom

Die Analyse von prognostischen Faktoren ist für die Behandlung des Rektumkarzinoms von großer Bedeutung. Nur durch das Erkennen der unterschiedlichen prognostischen Kriterien ist eine patientenindividuelle, onkologisch optimale Therapie möglich.

Obwohl sämtliche prognostische Faktoren natürlich nicht endgültig bekannt sind, werden hier einige wichtig erscheinende Parameter besprochen.

Prinzipiell muß festgestellt werden, daß ein Rezidivgeschehen, sei es ein lokales oder regionäres Rezidiv oder eine Fernmetastasierung, die Prognose negativ beeinflußt. Es ist daher wichtig, jene Faktoren herauszufinden, bei welchen ein Rezidiv häufig auftritt und das Überleben verkürzt.

Der wichtigste Prognosefaktor ist das Tumorstadium (siehe Abb. 3 und Abb. 4). Patienten in einem fortgeschrittenen Stadium D mit bereits eingetretener Fernmetastasierung haben eine außerordentlich schlechte Prognose. Dies gilt, obwohl in selektierten Fällen eine Operation von Fernmetastasen der Leber oder der Lunge zur Heilung führen kann.

Die mögliche Rate an kurativen Operationen bei sämtlichen Rektumkarzinomen beträgt laut Literatur zwischen 65

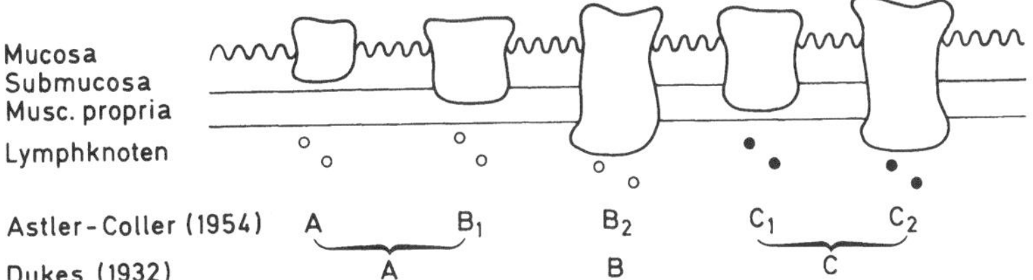

Abb. 3. Stadieneinteilung des Rektumkarzinoms

Dukes 1932

A Tumor auf Darmwand beschränkt, keine Lymphknotenmetastasen

B Tumor penetriert Darm wand, keine Lymphknotenmetastasen

C Tumor mit Lymphknotenmetastasen

Astler-Coller 1954

A Tumor auf Mucosa oder Submucosa beschränkt

B_1 Tumor wächst in die Muscularis propria, penetriert sie aber nicht, keine Lymphknotenmetastasen

B_2 Tumor wächst durch die Muscularis propria hindurch, keine Lymphknotenmetastasen

C_1 Tumor wächst in die Muscularis propria, penetriert sie aber nicht, Lymphknotenmetastasen

C_2 Tumor wächst durch die Muscularis propria hindurch, Lymphknotenmetastasen

und 75 % (Hultborn 1952, Whittaker and Goligher 1976, McDermott et al. 1980, Nilsson et al. 1982, Berge et al. 1973).

War zu Beginn der radikalen Exstirpationen nach Miles die postoperative Mortalitätsrate mit 36 % (Zit. Goligher 1975) angegeben, wird heute über eine Mortalitätsrate von etwa 1—5 % berichtet (Olson et al. 1980, Rich et al. 1983).

Tabelle 3 zeigt die Stadienverteilung und die korrigierte Überlebensrate mehrerer Studien (Copeland et al. 1968,

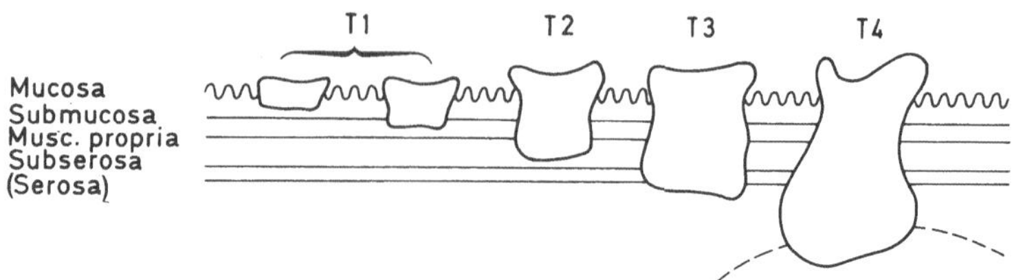

Abb. 4. TNM-Klassifikation des Rektumkarzinoms (UICC 1987)

T1 Tumor infiltriert Submucosa

T2 Tumor infiltriert Muscularis propria

T3 Tumor infiltriert durch die Muscularis propria in die Subserosa oder in nicht peritonealisiertes perirektales Gewebe

T4 Tumor perforiert das viszerale Peritoneum oder infiltriert direkt in andere Organe oder Strukturen

N0 Keine regionäre Lymphknotenmetastasen

N1 Metastasen in 1—3 perirektalen Lymphknoten

N2 Metastasen in 4 oder mehr perirektalen Lymphknoten

N3 Metastasen in Lymphknoten entlang eines benannten Gefäßstammes

MacLeod et al. 1970, Whittaker and Goligher 1976, Berge et al. 1973, Pihl et al. 1980, Rao et al. 1981, Newland et al. 1981) beim Rektumkarzinom (Zit. Påhlman 1985).

Tabelle 3. Verteilung der Rektumkarzinome nach Dukes-Stadium und ihrer Prognose

Dukes-Stadium	A (%)	B (%)	C (%)	D (%)
Häufigkeit	10— 20	20—40	30—40	20—30
5-Jahres-Überleben	80—100	40—65	20—35	0— 5

Die Häufigkeit von Lokalrezidiven ist stadienabhängig und kommt bei Dukes A-Stadien in 5—10 %, bei Dukes B in 25—40 % und bei Dukes C in 30—70 % der Fällen vor.

Tabelle 4 zeigt die Stadienabhängigkeit der Lokalrezidive.

Tabelle 4. Stadienabhängigkeit der Lokalrezidivfrequenz beim Rektumkarzinom

Autor	Pat.	A (%)	B (%)	C (%)
Gilbert 1978	138	17	51	71
Adloff et al. 1985	113	0	26	43
Taylor et al. 1984	232	7	33	61
Neville et al. 1987	373	5	16	37
Påhlman and Glimelius 1984	293	23	43	43

Es ist klar ersichtlich und schon lange bekannt, daß die Lokalrezidivrate von der Infiltrationstiefe und dem Lymphknotenstatus des Tumors abhängig ist. Neben den in Tabelle 4 dargestellten Lokalrezidivraten werden immer wieder niedrigere Zahlen veröffentlicht, vorzugsweise von Abteilungen, die sich auf Kolo-Rektalkarzinome spezialisieren. Hierfür gibt es verschiedene Erklärungen. In manchen Berichten findet eine Selektion des Krankengutes statt. So schließen z. B. Lockhart-Mummery et al. (1976) von vornherein Patienten aus, bei denen während des chirurgischen Eingriffes eine Darmperforation stattfindet. Eine Selektion dieser Art führt zu einer Verbesserung der Resultate bzw. der Lokalrezidivrate. Mehrere Autoren haben darauf hingewiesen, daß eine Perforation des Darmes während der Operation ein höheres Risiko für ein Lokalrezidiv darstellt (Slanetz et al. 1972, Slanetz 1984, Ranbarger et al. 1982).

Ein weiterer wichtiger Punkt ist die Nachsorge. Man darf annehmen, daß manche Patienten, die an „interkurrenten" Erkrankungen versterben, asymptomatische Lokalrezidive haben. Gunderson and Sosin (1974) fanden bei „second-look-Operationen" von Patienten, die zuvor wegen eines Dukes B- oder C-Tumors operiert worden waren, in 65 % der Fälle ein Lokalrezidiv.

Zweifelsohne besteht auch eine Beeinflussung der Lokalrezidivrate durch den Operateur. Phillips et al. (1984) berichteten über große Schwankungen (weniger als 5 % bis mehr als 20 %) der Lokalrezidivrate, abhängig davon, welcher Chirurg operiert hatte. Dieser Bericht berücksichtigt nur Chirurgen, die häufiger kolo-rektale Karzinome operieren und schließen weniger erfahrene Kollegen aus. Es besteht daher Grund zur Annahme, daß bei „unselektierten" Chirurgen noch größere Unterschiede auftreten können.

Prätherapeutische Stadienbestimmung beim Rektumkarzinom

Neben der rein digitalen-klinischen oder endoskopischen Stadienbeurteilung wird seit einigen Jahren auch die Möglichkeit einer apparativen Stadieneinteilung untersucht.

Kenntnisse über die genaue Tumorgröße bzw. Invasion sind dann von Interesse, wenn eine individuelle, dem Tumor angepaßte Behandlung durchgeführt wird. Dies gilt sowohl für die Selektion kleiner, nicht infiltrierender Tumoren, die einer lokalen chirurgischen Exzision oder einer lokalen endokavitären Radiotherapie zugeführt werden, als auch zur Beurteilung möglicher Infiltration von Nachbarorganen oder Gefäßen und damit der Operabilität.

Konventionelle klinisch-digitale Methoden der Tumorbeurteilung erfordern ein hohes Maß an Erfahrung beim Untersucher. Während die Tumorgröße nicht mit der Penetration des Tumors in die Darmwand korreliert, ist die Tumorkonfiguration in diesem Zusammenhang von größerem Wert; erstere ist jedoch aus behandlungstechnischen Gründen von Bedeutung: wenn zum Beispiel eine lokale Exzision oder endokavitäre Bestrahlung durchgeführt werden soll. Aus prognostischer Sicht und wichtiger für die Stadienzuordnung ist die Tumorkonfiguration und die Mobilität des Tumors. Polypoide Tumoren, die zum Teil weit in das Darmlumen reichen, sind nicht unbedingt mit einer tieferen Wandinfiltration vergesellschaftet. Im Gegensatz hierzu stehen die ulzerierten Tumoren, die auch bei relativ geringer Größe oft die Darmwand infiltrieren. Grundsätzlich besteht eine Korrelation zwischen der Infiltration und der Wahrscheinlichkeit von Lymphknotenmetastasen und hämatogenen Fernmetastasen (Coller et al. 1940).

Große Bedeutung wird auch der Mobilität des Tumors zugemessen. Durch die digitale Untersuchung der Mobilität kann man grob zwei Gruppen von Tumoren unterscheiden. Die eine Gruppe besteht aus beweglichen, wenig oder nicht infiltrierenden Tumoren, die zweite aus eher unbeweglichen, mäßig oder deutlich infiltrativen Karzinomen.

Mason (1975, 1977) und später Nicholls et al. (1982, 1985) fanden eine richtige Beurteilung der Tumorinfiltration bei 80 % der untersuchten Karzinome. Ausgehend von diesen Studien kann man, wenn der Tumor ein eher polypoides Wachstum zeigt und gegenüber der Darmwand gut beweglich ist, eine sehr niedrige lymphogene Metastasierung annehmen.

Eine weitere Korrelation besteht zwischen der zirkulären Ausbreitung des Tumors und der Wahrscheinlichkeit von Lymphknotenmetastasen. Dieser Zusammenhang zeigt eine deutliche Auswirkung auf die Prognose (Grinell 1942, Dunning et al. 1951, Coller et al. 1940).

Durch die Begutachtung des histologischen Gradings einer Biopsie kann der Pathologe wichtige Aussagen zur Wahrscheinlichkeit der Lymphknotenmetastasierung und der Prognose treffen.

In dem großen Material der Chirurgischen Universitätsklinik Erlangen wurden 434 Adenokarzinome bezüglich des histologischen Gradings (1—3) und der Inzidenz von Lymphknotenmetastasen untersucht. Während bei Grad 1 in 25 % der Fälle Lymphknotenmetastasen vorlagen, betrug diese Zahl bei Grad 2 über 40 % und bei Grad 3 sogar über 80 % (Hermanek 1982). Die Studie bestätigt ebenfalls den

Zusammenhang zwischen Tiefeninfiltration und Lymphknotenmetastasen. Bei Tumoren mit Infiltration bis zur Submukosa fanden sich nur sehr selten, und zwar in 2 % des untersuchten Materials, Lymphknotenmetastasen.

Einige Untersucher (Nelson et al. 1987) haben an den oben angegebenen Möglichkeiten der Stadienbestimmung Kritik geübt und auf verschiedene Probleme hingewiesen: die Mobilität des Tumors ist ein subjektives Kriterium und bedarf extensiver Erfahrung, da sonst die Gefahr einer Fehlbestimmung des Stadiums mehr als 50 % beträgt. Weiters bestehen auch zwischen untersuchenden Pathologen bezüglich des histologischen Gradings größere Unterschiede, die Untersuchung eines kleinen Teiles des Tumors kann auch wegen der möglichen Inhomogenität des Tumors inkorrekte bzw. unvollständige Aussagen liefern. Dies zeigt die große Bedeutung des erfahrenen Klinikers bzw. Pathologen bei der klinisch-pathologischen, prätherapeutischen Stadienbestimmung.

Auch durch verschiedene bildgebende Verfahren wird versucht, eine Stadienzuordnung durchzuführen. In erster Linie sind Untersuchungen bezüglich der Wertigkeit von Computertomographie und Ultraschall erfolgt. Bei der prätherapeutischen Untersuchung von 154 Patienten konnten Adalsteinsson et al. (1985) der Computertomographie nur einen beschränkten Wert zumessen. Etwa 20 % der Tumoren wurden nicht erkannt. Das Vorhandensein oder Fehlen eines perirektalen Wachstums konnte in 60—70 % der Fälle korrekt bestimmt werden. Nachdem die Größe von detektierbaren Lymphknoten (6 mm ∅) keine Aussage bezüglich des Befalles zuläßt, ist diese Untersuchung zum Ausschluß von Lymphknotenmetastasen nicht geeignet. Dies wurde bereits durch andere Autoren bestätigt (Dixon et al. 1981, Grabbe et al. 1983). Sehr leicht ist das Feststellen eines inoperablen Tumors, dieser ist jedoch auch klinisch diagnostizierbar, was somit nur geringen zusätzlichen Informationswert ergibt.

Neben der nur beschränkten Verwendbarkeit der CT

findet die endokavitäre Ultraschalluntersuchung zunehmendes Interesse. Hildebrandt und Feifel (1985) konnten eine Korrelation des Sonographiebefundes mit dem pathologischen Befund in 92 % der Untersuchungen erreichen. Ein Vorteil der Sonographie besteht in der Beurteilung von relativ hoch im Rektum gelegenen Tumoren, die nicht oder nur inkomplett durch die digitale Untersuchung erfaßt werden können. Die Anwendbarkeit dieser Untersuchung ist durch die Verengungen des Darmlumens auf weniger als 2 cm Durchmesser eingeschränkt. Weiters ist ein Befall der Lymphknoten nicht zu beurteilen. Gegenüber der CT-Untersuchung besitzt die Sonographie den Vorteil der genaueren Bestimmung der Tiefeninfiltration, besonders bei kleinen Tumoren (T1 und T2), der extramuralen Ausbreitung und der Infiltration von Nachbarorganen. Die Methode ist kostengünstig und kann ohne Strahlenbelastung durchgeführt werden.

Andere Autoren, wie Konishi et al. (1985) und Beynon et al. (1986), haben die Effektivität der Sonographie in der Beurteilung der Tumorinfiltration bestätigen können, während frühere Untersucher, offenbar wegen unzureichender Geräte, diese Erfahrung nicht teilen konnten (Påhlman et al. 1984). Auch neuere bildgebende Verfahren wie die MR-Untersuchung, ergeben Möglichkeiten der Stadienbestimmung. Obwohl die MR-Untersuchung in mancher Hinsicht genauer ist als die CT-Untersuchung, sind beide der endoluminalen Ultraschalluntersuchung unterlegen (Butch et al. 1986).

Psychische Aspekte der Behandlung

Seit mehreren Jahren besteht auch berechtigtes Interesse an der psychischen Situation des Karzinompatienten. Insbesonders wird die Situation der Patienten nach großen, zum Teil verstümmelnden, deformierenden oder in anderer Weise lebenseinschränkenden Operationen untersucht. Von ärztlicher

Seite aus besteht natürlich in erster Linie das Bestreben, den Patienten kurativ zu behandeln und ein mögliches Rezidiv bzw. Fernmetastasierung zu verhindern. Selbstverständlich wird kein Operateur eine verstümmelnde-deformierende chirurgische Behandlung vornehmen, wenn eine konservative Behandlung dieselben Ergebnisse bringt. Daß aber eine konservative Therapie sich nur langsam durchsetzen kann, zeigen die Beispiele bei der Behandlung von Mammakarzinomen, HNO-Tumoren, Analkarzinomen usw. Durch ein entsprechendes interdisziplinäres Therapiekonzept sollte jedoch bei Tumorerkrankungen neben dem effektivsten Therapiekonzept auch das für den Patienten am besten tolerierbare und verträglichste Vorgehen gewählt werden. Bezeichnend für die moderne medizinische Betreuung der Patienten ist eine allgemeine Vernachlässigung der Psyche. Vor allem bei Karzinompatienten ist die psychische Führung von sehr großer Bedeutung. Oft werden Patienten nach der Behandlung nicht weiter betreut als mit Blutabnahmen, Röntgenuntersuchungen usw. Die Hilfe des praktischen Arztes oder der sehr aktiven und lobenswerten (Selbst-)Hilfeorganisationen sind hier von außerordentlicher Bedeutung, da viele große Abteilungen und Kliniken scheinbar aus organisatorischen (?) und personellen Gründen hier nur geringe psychische Betreuung anbieten können. Hier ist in erster Linie auch der Grund zu sehen, weshalb viele Patienten sich von der Schulmedizin vernachlässigt fühlen und sich sogenannten alternativen Behandlungen, die oft sehr teuer und mehr als fragwürdig sind, zuwenden.

Daß bei der Behandlung von rekto-analen Karzinomen die psychische Betreuung wichtig ist, wird von vielen Autoren bestätigt (MacDonald und Anderson 1985, Devlin et al. 1971, Williams und Johnston 1983).

Bei einer Untersuchung von 420 Patienten, die aufgrund eines Rektumkarzinoms operiert wurden, fanden MacDonald und Andersson (1985) bei Patienten, die nicht kontinenzerhaltend operiert wurden, eine deutlich höhere psychische Morbidität. Patienten mit permanenter Kolostomie waren öfter depressiv, sozial isoliert und stigmatisiert durch ihre Erkrankung als Patienten ohne Kolostomie. Sie litten auch mehr und öfter an psychischen Problemen, vor allem, wenn zusätzlich eine eingeschränkte Funktion des Urogenitaltraktes bestand. Die Sexualfunktion und die Libido war bei 60—70 % der Patienten gestört.

Es wäre wichtig, daß bereits präoperativ eine psychische Betreuung beginnt und daß der Patient auf die Folgen der Behandlung aufmerksam gemacht wird.

Diese Betreuung, die sowohl in einer psychischen Stütze als auch in Hilfe bei praktischen Problemen besteht, muß dann postoperativ unbedingt auf längere Zeit fortgesetzt werden.

Therapie

Als chirurgische Maßnahmen bei Rektumkarzinomen kommen entweder kontinenzerhaltende Techniken oder die Exstirpation des Rektums mit permanenter Kolostomie in Frage. Die unterschiedlichen Operationsmethoden werden hauptsächlich durch die Lokalisation und Ausdehnung des Tumors bestimmt.

Einerseits sollte möglichst radikal vorgegangen werden, um eine hohe lokale Tumorkontrolle zu erzielen, andererseits wählt man, wenn möglich, eine organerhaltende Technik, um eine permanente Kolostomie zu vermeiden. Die Wahl der Operationsmethode hängt von dem Abstand des Karzinoms vom Anus ab. Üblicherweise werden Kontinenzerhaltende Operationen (vordere Resektion) dann durchgeführt, wenn der Abstand vom distalen Tumorrand bis zur Kryptenlinie mehr als 5 cm beträgt (ACO, Manual der chirurgischen Krebstherapie 1984). Durch verschiedene Techniken können unter Umständen auch tiefer gelegene Karzinome kontinenzerhaltend operiert werden (Klammernahtapparat, koloanale Anastomose, abdominotranssakrale Resektion).

Lokale Exzision bei kleinen Tumoren

Sorgfältig selektierte Frühkarzinome können durch eine lokale Tumorexzision geheilt werden. Es werden hauptsächlich kleine, polypoide Karzinome, die weniger als ein Viertel der Zirkumferenz einnehmen, durch dieses Verfahren behandelt. Ausgeschlossen werden histologisch schlecht differenzierte Formen und Patienten mit einem erhöhten CEA. Schon Ende der fünfziger Jahre zeigten Wittoesch und Jackman

(1958), daß lokale eingeschränkte chirurgische Verfahren mit gutem Erfolg angewendet werden konnten. Eine Übersicht der Ergebnisse lokaler Exzisionen bei Rektumkarzinomen gibt Tabelle 5.

Tabelle 5. Lokale Exzision des kleinen Rektumkarzinoms

Autor	Lokalrezidiv (%)	Überleben (5 Jahre) (%)
Biggers et al. 1986	20	Ca. in situ 85 invas. Ca. 65
Killingback 1985	23	72
Nicholls et al. 1985	14	63
Balslev et al. 1986	9	73

Elektrokoagulation bei kleinen Tumoren

Im Gegensatz zu früher wird in den letzten 20 Jahren die Elektrokoagulation auch bei kleinen Tumoren des Rektums als primäre Therapie durchgeführt. Schon Anfang dieses Jahrhunderts wurde die Elektrokoagulation als palliative Maßnahme bei großen Tumoren verwendet (Strauß 1935).

Von Pathologen wird als Nachteil empfunden, daß bei dieser Methode der Tumor vernichtet wird, ohne daß eine histologische Untersuchung durchgeführt werden kann. Um den Erfolg der Methode zu gewährleisten, müssen regelmäßige kurzfristige Untersuchungen durchgeführt werden. Von den verschiedenen Autoren werden unterschiedliche Komplikationsraten angegeben. Madden (1979) berichtet über Komplikationen bei einem Viertel aller behandelten Patienten. Die Komplikationen bestanden hauptsächlich in Blutungen, Fistelbildungen, Perforationen oder Strikturen. Tabelle 6 gibt Aufschluß über einige Ergebnisse.

Die Selektion der Patienten, die Methoden, die durch verschiedene Chirurgen zur Anwendung kommen, sind unterschiedlich und lassen daher einen Vergleich der jeweiligen Berichte nur begrenzt zu.

Tabelle 6. Elektrokoagulation des kleinen Rektumkarzinoms

		Lokalrezidiv (%)	Überleben (5 Jahre) (%)
Madden and Kandalaft	1971	23,1	71
Jackman	1961	3,8	96,2
Crile and Turnbull	1972	13	69
Van Slooten and Van Dobbenburgh	1980	18	66

Radiotherapie bei kleinen Tumoren

Traditionell wird das Rektumkarzinom als wenig strahlensensibel angesehen. Dies hat mehrere Gründe. Im wesentlichen beruht diese Meinung auf der Tatsache, daß die früher verwendeten strahlentherapeutischen Geräte nur eine geringe Tiefenwirkung hatten. Bei diesem relativ tief gelegenen Karzinom bedeutet das ein ungünstiges Verhältnis zwischen Oberflächen(Haut)dosis und Tumordosis. Dadurch entstanden häufig erhebliche Hautreaktionen bei nur geringer Reaktion des Tumors. Eine andere Ursache für die oft mangelnde Tumorremission war die Tumorgröße. Fortgeschrittene Karzinome sprechen naturgemäß nur relativ gering auf eine Radiotherapie an. Häufig wurden auch Rezidivtumoren bestrahlt. Diese Tumoren zeigen ein vollkommen anderes biologisches Verhalten als der Primärtumor. Im Tumorbereich eines Lokalrezidivs finden sich schlecht vaskularisierte anoxische Regionen, die außerordentlich wenig radiosensibel sind. Dies sind die Hauptgründe, weshalb eine perkutane Strahlentherapie in der Orthovoltära als wenig zielführend angesehen wurde.

Im Unterschied zur perkutanen Radiotherapie hatte Symonds schon 1914 ein Rektumkarzinom mit Radium erfolgreich behandelt (Symonds 1914). Sieben Monate nach der Radiumbehandlung wurde eine Exzision durchgeführt, bei der jedoch histologisch kein Tumor mehr nachgewiesen werden konnte. Auch andere (Ruff et al. 1961) haben mit einer Brachytherapie, bei der Radium verwendet wurde, Erfolge notiert. Ruff et al. berichten über 96 Patienten, von denen 10 bei einer anschließenden Operation kein Tumornachweis möglich war. Dies veranschaulicht die Bedeutung des Zugangsweges. Durch Wahl eines direkten Zuganges werden Nebenwirkungen an der Haut vermieden, während der Tumor durch eine hohe tumorizide Dosis vernichtet werden kann.

Obwohl die Radiumbehandlung in der Mehrzahl der Fälle als Palliativmaßnahme zur Anwendung kam, finden sich in der Literatur vereinzelt lokale Tumorkontrollen und Langzeitheilungen beschrieben (Fitzwilliams 1939, Cade 1950).

Mit Beginn der Hochvolttherapie wurde anfangs neue Hoffnung in die Therapie der Rektumkarzinome gesetzt. Die Ergebnisse waren jedoch meist enttäuschend. Lediglich oberflächliche Tumoren oder speziell strahlensensible Tumoren konnten durch eine perkutane Radiotherapie erfolgreich behandelt werden. Große, fortgeschrittene Tumoren oder Rezidivtumoren zeigten auch bei Megavolttherapie ein geringes Ansprechen.

Etwa gleichzeitig mit der Brachytherapie von Rektumkarzinomen mit Radium wurde auch mit anderen Bestrahlungsmodalitäten begonnen. Chaoul entwickelte 1936 eine Röntgenröhre, mit der eine endokavitäre Bestrahlung durchgeführt werden konnte (Chaoul and Wachsmann 1953). Vor ihm hatten 1932 Schäfer und Witte bereits eine Körperhöhlenröntgenröhre zur Bestrahlung von Uterustumoren entwickelt.

Die Chaoulsche Röhre wurde initial zur Behandlung von Hauttumoren angewandt, jedoch berichtet Chaoul 1936 über die Behandlung eines operativ freigelegten Rektumkarzinoms mit der Röntgennahbestrahlung (Chaoul 1936). Dies entspricht dem eigentlichen Beginn der heute sehr propagierten intraoperativen Radiotherapie und veranschaulicht die Bedeutung der engen interdisziplinären Zusammenarbeit zwischen Chirurgen und Radioonkologen. Später wurde die intrakavitäre Bestrahlung bei Rektumkarzinomen über ein Rektoskop durchgeführt. Bedingt durch die niedrige Energie der Bestrahlung (60 kV) war die Eindringtiefe gering und die Nebenwirkungen am Normalgewebe vernachlässigbar. Es wurden Einzeldosen von 400—500 R bis zu einer totalen Dosis von 14.000—16.000 R über zwei bis drei Monate verabreicht. Chaoul und Wachsmann berichteten 1953 von 30 Patienten, die mit dieser Methode geheilt werden konnten. Während die Handhabung des Siemens-Gerätes kompliziert war, entwickelte Philips eine Kontaktbestrahlungsröhre (RT-50), wodurch die intrakavitäre Behandlung wesentlich unkomplizierter durchgeführt werden konnte. Bei dieser Technik wird der rektale Tumor im Rektoskop eingestellt und anschließend die RT-50-Röhre eingeführt und von dem behandelnden Arzt während der Bestrahlung gehalten (Abb. 5 und 6). Bedingt durch die hohe Dosisleistung (2000 R/min, 0,5 mm Al-Filter) ist die Bestrahlungsdauer kurz und durch die geringe Eindringtiefe sind Nebenwirkungen am Normalgewebe vernachlässigbar. Aus techni-

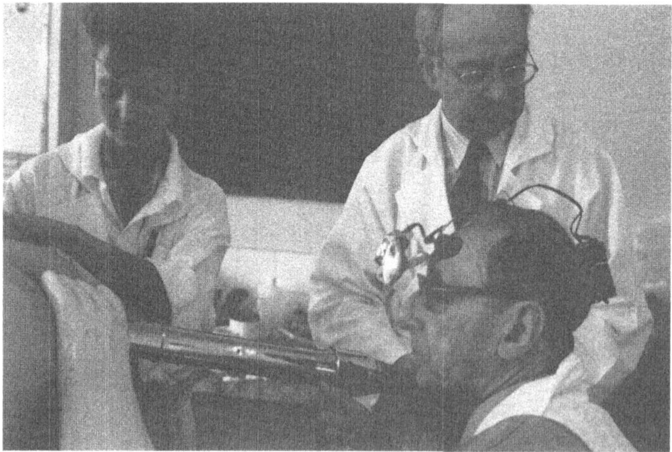

Abb. 5. Endokavitäre Radiotherapie (Kontaktbestrahlung) mit dem Körperhöhlenrohr im Centre Léon Bérard, Lyon. (Sitzend: J. Papillon)

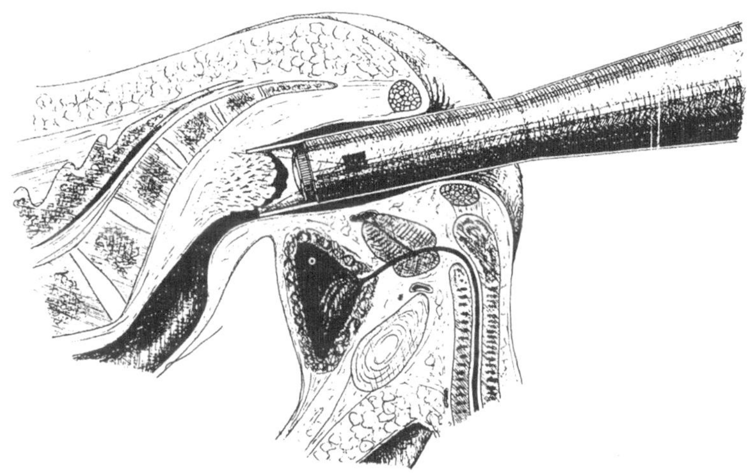

Abb. 6. Schematische Darstellung der Kontaktbestrahlung (aus: Papillon 1982)

schen Gründen ist das Bestrahlungsfeld relativ klein. Der Durchmesser des Körperhöhlenrohres beträgt 29 mm.

Als weitere Pioniere in der Entwicklung und Durchführung der intrakavitären Rektumkarzinombestrahlung mit dem Körperhöhlenrohr gelten Lamarque und Gros (1946) aus Frankreich. Bereits 1954 hatten sie 116 Patienten behandelt, mit zum Großteil fortgeschrittenen inoperablen Tumoren, von denen 20 % eine 5-Jahres-Heilung erreichten. Bei kleineren, beweglichen Tumoren zeigten 42 % ein 5-Jahres-Überleben. In der Folge haben mehrere Zentren die Methode von Lamarque und Gros (1954) übernommen und zum Teil weiterentwickelt. Auf die Ergebnisse wird in der Folge eingegangen.

Prinzipiell unterscheidet man zwei Indikationen für die Behandlung mit dem Körperhöhlenrohr: 1. Kurative Behandlung von kleinen Tumoren. 2. Palliative Bestrahlung von weit fortgeschrittenen Tumoren. Es muß betont werden, daß nur selektierte kleine Karzinome kurativ endokavitär bestrahlt werden können (Selektionskriterien siehe Tabelle 7).

Tabelle 7. Selektionskriterien für die kurative Radiotherapie (endokavitäre Bestrahlung) im Centre León Bérard, Lyon

Histologie:	hoch- oder mittelgradige Differenzierung
Größe:	max. 4 cm × 3 cm
Klinisches Bild:	eher polypöses Wachstum, beweglicher Tumor, keine perirektal palpablen Lymphknoten
Lage:	für das Applikator-Rektoskop bzw. Körperhöhlenrohr erreichbar (bis etwa 12 cm Höhe)

Am meisten Erfahrung mit der kurativen endokavitären Bestrahlung des Rektumkarzinoms haben Papillon, Sischy und Jelden. Auf ihre Ergebnisse wird im einzelnen eingegangen.

1. Centre León Bérard, Lyon (J. Papillon 1982)

Papillon ist ohne Zweifel der Radiotherapeut, der sich mit dieser Methode am meisten befaßt hat und es ist ihm zu verdanken, daß diese Behandlung auch außerhalb Frankreichs Aufmerksamkeit erregt hat. Zur Anwendung kommt die Philips 50 kV-Maschine mit 0.5—1/mm Al-Filter. Die Dosisleistung beträgt 2000 R/min. Die Patienten werden ambulant behandelt, die einzige notwendige Vorbereitung des Patienten ist eine Darmreinigung. Bei Tumoren, die größer sind als der Durchmesser des Applikators, werden zwei überlappende Felder bestrahlt. Hierbei werden zwar die zentralen Anteile des Tumors überdosiert, jedoch handelt es sich dabei lediglich um ein kleines Volumen, welches an und für sich am höchsten belastet werden sollte. Die gesamte Behandlungszeit dauert 6 Wochen. In dieser Zeit werden 4 Bestrahlungen durchgeführt. Die Einzeldosis beträgt 2000—4000 R, zu Beginn wird meist die höhere Dosierung gewählt. Die zweite Sitzung wird eine Woche nach der ersten Bestrahlung durchgeführt. Die dritte erfolgt 3 Wochen, die vierte Bestrahlung erfolgt 6 Wochen nach der ersten. Insgesamt werden 10.000—14.000 R an der Tumoroberfläche verabreicht.

Von Bedeutung ist auch der sogenannte „Test der 3.

Woche" („Third week test"). Durch diesen Test können ulzerierte transmurale Tumoren von ulzerierten intramuralen unterschieden werden. Während intramurale ulzerierte Tumoren nach zwei Applikationen der endokavitären Radiotherapie an Größe deutlich abnehmen und bei der Palpation weniger induriert erscheinen, ist dies bei den transmuralen Tumoren nicht der Fall. Die transmuralen Tumoren bleiben an Größe annähernd gleich, sind induriert und müssen radikal chirurgisch behandelt werden.

Mit der Einführung der endorektalen Ultraschalluntersuchung hat dieser Test etwas an Bedeutung verloren, da die apparative Infiltrationsbestimmung gut und genau durchzuführen ist.

Tumoren, die auf die Darmwand beschränkt sind, haben in bis zu 12 % der Fälle Lymphknotenmetastasen, während transmurale Karzinome bereits in 59 % Lymphknotenmetastasen aufweisen. Morson (1977) hat retrospektiv 2350 Rektumkarzinome untersucht. Dabei fanden sich bei Karzinomen, die die Rektumwand noch nicht penetriert hatten, in nur 10,8 % der Fälle Lymphknotenmetastasen, wobei es sich histologisch stets um niedrig oder schlecht differenzierte Tumoren handelte.

Folgende Tabelle gibt eine Übersicht der bisherigen Erfahrungen im Centre León Bérard:

Endokavitäre Bestrahlung 1951—1980 (Papillon, persönliche Mitteilung 1985)

Patienten	5-Jahresheilung (tumorfrei)	Verstorben an Karzinom	Verstorben tumorfrei
281	78,4 %	7,4 %	12,0 %

Lokalrezidivrate 5 %

(Postoperativ verstorbene Patienten ausgeschlossen)

Die Nebenwirkungen der Behandlung sind gering. Die ersten Wochen nach Therapieende sind gekennzeichnet durch eine lokale entzündliche Reaktion im bestrahlten Bereich. Nach wenigen Monaten blaßt die Reaktion ab und es ist kaum möglich, den Tumorbereich von der nicht bestrahlten Mukosa zu unterscheiden. Eine Fibrose oder Stenose des Lumens wird nie beobachtet. Selten können Blutungen vorkommen, diese sind durch manchmal auftretende Teleangiektasien hervorgerufen und können lokal mit verdünnter Chromsäure behandelt werden.

Wenn nach abgeschlossener endokavitärer Bestrahlung noch eine Restverhärtung oder geringe Ulzeration vorliegt, wird eine Iridiumimplantation durchgeführt, um diesen Bereich höher auszulasten. Auch bei dieser Behandlung ist bis auf eine Darmreinigung keine Vorbereitung notwendig. Die Behandlung erfordert keine Anästhesie, weder allgemein noch lokal.

Durch dasselbe Rektoskop, welches für die endokavitäre Bestrahlung verwendet wird, wird eine sogenannte Ir-Fourchette appliziert. Diese „Ir-Gabel" hat zwei Zinken, die jeweils mit Iridium beladen sind. Sie wird etwa 1 cm distal des fraglichen Areales eingestochen und parallel zur Darmwand eingeschoben. Die Zinken weisen eine Länge von 4 cm auf und befinden sich in einem Abstand von 1,6 cm von einander entfernt. Als Strahlenquelle dient Iridium-192 mit einer Aktivität von 4—6 mCi/cm. Durch ein Darmrohr wird die Gabel am Platz gehalten. Die Behandlung wird innerhalb von 24 Stunden durchgeführt, wobei üblicherweise eine Dosis von 20—30 Gy verabreicht wird.

Kritiker haben bemängelt, daß diese Behandlung, die zwar ausgezeichnete Ergebnisse bringt, nur eine lokale Behandlungsform darstellt und keine exakte (chirurgisch-pathologische) Beurteilung der regionalen Lymphknoten erfolgt.

Durch Einführung der elektiven Lymphadenektomie des Mesenterica inferor-Gebietes und des Perirektalgebietes ist dieser Kritik Rechnung getragen. Diese Operation, von Mayer (Mayer et al. 1982) eingeführt, wird als „Staging-Operation" bei jüngeren Patienten (unter 55—60 Jahren) durch-

Mayer (Mayer et al. 1982) eingeführt, wird als „Staging-Operation“ bei jüngeren Patienten (unter 55—60 Jahren) durchgeführt. Werden bei dieser Operation Lymphknotenmetastasen entdeckt, erfolgt unmittelbar die radikale Operation. Bei negativem Befund erfolgen postoperativ lediglich die normalen Kontrolluntersuchungen. Die elektive Lymphonodektomie ist ein Eingriff, von dem sich die Patienten rasch erholen, Komplikationen sind nicht notiert worden.

2. Daisy Marquis Jones Radiation Oncology Center, Highland Hospital, Rochester, N. Y. (Sischy et al. 1980, 1984)

Die Gruppe um Ben Sischy hat seit 1973 Patienten mit Rektumkarzinomen einer endokavitären Bestrahlung unterzogen. Die Selektionskriterien sind dieselben wie von Papillon angegeben. Auch diese Gruppe verwendet die Philips 50 kV-Maschine mit einem 1 mm Al-Filter. Die Fokus-Tumor-Distanz beträgt 4 cm, was eine Dosisleistung von 1000 R/min ergibt. Die verabreichte Dosis beträgt 9000—12.500 R im Zeitraum von 7—8 Wochen. Bis auf geringe schleimige Sekretion sind keine Nebenwirkungen berichtet worden. Als Vorteile dieser Behandlung gibt Sischy an: Patienten werden ohne Kolostomie behandelt, geringe Morbidität, keine Mortalität, ambulante Behandlung, leicht durchzuführende Nachsorge, chirurgische Therapie möglich auch nach erfolgter Radiotherapie. Außerdem ist zu bemerken, daß Patienten mit hohem chirurgischem Risiko durch diese Behandlung einer kurativen Therapie zugeführt werden können. Auch Sischy et al. verwenden zusätzlich eine Brachytherapie bei ulzerierten Tumoren oder bei Restinduration nach endokavitärer Bestrahlung. Geringe Morbidität wird lediglich bei Patienten mit tiefsitzenden, anusnahen Tumoren berichtet. Gewarnt wird vor Probebiopsien nach der durchgeführten Behandlung. Dies führt oft zu Verhärtungen und erschwert die Beurteilung eines eventuellen Rezidives. Hier sei auf die von Papillon propagierte zytologische Untersuchung der Schleimhautab-

Folgende Übersicht zeigt die Ergebnisse von Rochester:

Patienten	Rezidiv	Verstorben an Tumor	Tumorfrei gestorben
121	5 %	2 %	18 %

Lokale Tumorkontrolle: 95 %

3. Cleveland Clinic, Department of Radiation Therapy (Jelden et al. 1976, 1981)

Die konservative strahlentherapeutische Behandlung wird hier seit 1974 durchgeführt. Diese Gruppe hat auch Kombinationsbehandlungen mit Tele- und endokavitärer Radiotherapie durchgeführt. Bei den ausschließlich endokavitär behandelten Patienten zeigen sich folgende Ergebnisse:

Patienten	Tumorfrei am Leben	Tumorfrei verstorben	Lokal-rezidiv	regionäre oder Fern-metastasen
44	37	3	1	3

Nebenwirkungen: geringe Proktitis, gelegentlich Blutungen (Teleangiektasien)

Neben diesen Autoren haben auch andere, wie Fleishman et al. (1985) bei selektierten Frühkarzinomen gleichwertige Ergebnisse bei kleineren Fallzahlen berichtet.

Primäre Radiotherapie

Neben den beschriebenen Möglichkeiten der Strahlentherapie bei kleinen Rektumkarzinomen haben sich auch Strahlentherapeuten mit der alleinigen Radiotherapie des Rektumkarzinoms beschäftigt.

Prinzipiell werden zwei Ansatzpunkte unterschieden:

1. die kurative Therapie und
2. die palliative Therapie.

Während die palliative Therapie lediglich zur Schmerzlinderung und geringerer Tumorverkleinerung bei meist schon metastasierenden Karzinomen eingesetzt wird, ist die kurative therapie umstritten und nur von wenigen Autoren beschrieben.

Von großem Interesse ist der Beitrag von Papillon (1987) zur alleinigen Radiotherapie bei „mittelgroßen" Rektumkarzinomen.

Seit 1977 wurden Patienten mit einem histologisch verifizierten Rektumkarzinom im klinischen Stadium T2 oder T3 (UICC 1982) primär radiotherapeutisch behandelt. Nach abgeschlossener Radiotherapie, auf welche später eingegangen wird, erfolgt der interdisziplinäre Beschluß, welches weitere Vorgehen gewählt wird: radikale Operation, sphinktererhaltende Operation oder weitere konservative radiotherapeutische Behandlung.

Insgesamt wurden 155 Patienten primär radiotherapeutisch behandelt. Die Therapie bestand in einer 120° Rotationsbestrahlung mit einem Telekobaltgerät. Der Patient wurde stets in Bauchlage, mit möglichst gefüllter Harnblase bestrahlt. Durch die Blasendistension werden strahlensensiblere Dünndarmschlingen zum Teil aus dem Bestrahlungsfeld verlagert. Im Isozentrum (Pendelachse) wurde eine Dosis von 30 Gy in 10 Fraktionen verabreicht. Bedingt durch die Verlagerung des Dosismaximums bei dieser Pendelbestrahlung erhält der Präsakralraum bzw. quellennähere Gebiete eine zum Teil wesentlich höhere Dosis (siehe Isodosenanhang, S. 142) von bis zu 35—39 Gy. Eine Dosis von 30 Gy in 12 Tagen verabreicht (10 Fraktionen) entspricht bei üblicher Fraktionierung von 1,8—2 Gy Einzeldosis biologisch einer Dosis von 45 Gy in 4—5 Wochen. Zwei Monate nach dieser Radiotherapie wird durch Zusammenarbeit zwischen Radiotherapeuten und Chirurgen das weitere Procedere bestimmt. Während dieser zwei Monate zeigt sich eine deutliche Reaktion des Tumors, dessen Größe und Infiltration abnimmt. Die strahlenbedingte Entzündungsphase klingt ab, ohne daß eine stärkere Fibrosierung stattfindet.

Von den 155 bestrahlten Patienten wurden 82 operiert und 73 weiter konservativ strahlentherapeutisch behandelt.

Patienten, die operiert wurden, zeigten im allgemeinen eine geringere Tumorverkleinerung, ungünstigere Histologie (schlechtes Grading), eventuell vergrößerte Lymphknoten, aber geringeres operatives Risiko als jene, die weiter bestrahlt wurden.

Folgende Aufstellung zeigt das Ergebnis der Radiotherapie als präoperative Maßnahme:

Patienten	Tumorfrei	Stadium nach Dukes A	B	C
82	17 %	33 %	23 %	27 %

Nach drei Jahren zeigt sich bei den operierten Patienten eine Lokalrezidivrate von 8,3 %, wodurch die Abnahme der Lokalrezidive nach präoperativer Radiotherapie veranschaulicht wird.

Bei 73 Patienten wurde eine konservative nicht-chirurgische Therapie angestrebt. 72 Patienten wurden mit einer endokavitären Bestrahlung (Dosis 2500 R) und einer Iridium-192-Implantation (Dosis 20 Gy) weiter behandelt. Ein Patient wurde wegen schlechter Zugänglichkeit des Tumors für die endokavitäre Bestrahlung letztlich doch operiert (lokale Exzision).

Folgende Aufstellung zeigt das Ergebnis bei 45 Patienten, die mindestens drei Jahre kontrolliert wurden:

Patienten	Tumorfrei am Leben	Tumorfrei verstorben	An Karzinom verstorben	Postoperativ verstorben
45	55,6 %	28,9 %	13,3 %	2,2 %

Von den 25 lebenden Patienten haben 23 drei bis acht Jahre nach der Therapie eine normale Analfunktion. Die Zahl der an interkurrenten Erkrankungen tumorfrei verstorbenen Patienten erscheint mit 28,9 % sehr hoch, jedoch muß man hier das fortgeschrittene Alter vieler Behandelter berücksichtigen.

Aufmerksamkeit gebührt auch der Veröffentlichung von Puthawala et al. (1982). Sie behandelten 40 Patienten mit ausgedehnten Anorektalkarzinomen (32 Adenokarzinome, 8 Analkarzinome). Die Behandlung bestand in einer perkutanen Radiotherapie von 40—50 Gy in 5—6 Wochen, gefolgt von einer zweiwöchigen Bestrahlungspause. Im Anschluß daran folgte eine Brachytherapie mit Iridium-192 mit zwei Applikationen von jeweils 15—20 Gy im Zielgebiet.

Die interstitielle Therapie wurde mit einem zwei- bis dreiwöchigen Intervall zwischen den Implantationen durchgeführt. Somit wurde eine gesamte Tumordosis von 70—90 Gy erreicht. Nach einer Mindestbeobachtungszeit von zwei Jahren wurde eine Auswertung vorgenommen. Bei 28 von den 40 behandelten Patienten (70 %) zeigte sich eine komplette lokale Tumorkontrolle. Zwölf Patienten erreichten keine lokale Tumorkontrolle, 9 verstarben innerhalb 6—10 Monaten. Ein Patient wurde durch eine abdomino-perineale Exstirpaton geheilt, einer verstarb postoperativ (tumorfrei) und ein Patient ist nach einer Palliativoperation am Leben.

Bedingt durch die hohe Dosis sind die Komplikationen nicht unerheblich. Es wird eine Komplikationsrate von 20 % berichtet. Die Komplikationen bestanden in Weichteilnekrosen, Blutungen, sowie in einem Fall in einem ischio-rektalen Abszeß und einer rekto-vaginalen Fistel.

Diese beiden Berichte widerlegen die Ansicht, das Rektumkarzinom sei strahlenresistent. Obwohl die Chirurgie unumstritten die Therapie der Wahl beim mittelgroßen und großen Rektumkarzinom ist, zeigen diese Arbeiten doch deutlich die Möglichkeiten der Radiotherapie.

Bei aus internen Gründen nicht operablen Patienten sollte nicht nur eine Palliativmaßnahme durchgeführt werden. Durch eine hochdosierte Hochvolttherapie, eventuell in Kombination mit einer Brachytherapie oder endokavitären Radiotherapie, kann der Hauptteil dieser Patienten lokal geheilt werden und in vielen Fällen eine Kolostomie erspart bleiben. Beide Berichte zeigen auch, daß eine chirurgische

Therapie nach erfolgter Radiotherapie ohne weiteres durchführbar ist, ohne mit einer höheren Komplikationsrate rechnen zu müssen.

Radiotherapie in Kombination mit Chirurgie

Da nur wenige Fälle kurativ strahlentherapeutisch behandelt werden können, ergibt sich zwangsläufig, daß die meisten Karzinome chirurgisch oder kombiniert chirurgisch-strahlentherapeutisch behandelt werden.

Die Radiotherapie als Zusatzbehandlung zur Chirurgie hat folgende Ansatzpunkte:

1. Adjuvante Therapie zur Erhöhung der lokalen Tumorkontrolle bei primär radikal operablen Patienten
2. postoperative Radiotherapie nach inkompletter Operation
3. Präoperative Radiotherapie bei inoperablen Karzinomen

Adjuvante Radiotherapie

Nachdem die Ergebnisse der chirurgischen Therapie des Rektumkarzinoms über mehrere Jahrzehnte stationär waren und keine weitere Verbesserung durch eine operative Therapie erzielt wurde, hat man verschiedene zusätzliche therapeutische Maßnahmen angewandt, um den Therapieerfolg zu verbessern. Das Ziel der adjuvanten Radiotherapie beim Rektumkarzinom ist, die lokale Tumorkontrollrate zu erhöhen. Es besteht kein Zweifel daran, daß das Problem des Auftretens eines Lokalrezidivs zu den Hauptproblemen in der Rektumkarzinombehandlung zählt. Theoretisch müßte eine intensivere lokale Tumorbehandlung zu einer Senkung der Lokalrezidivrate und auch zu einem besseren Heilungserfolg führen. Es muß nicht extra betont werden, daß eine bereits stattgefundene okkulte Fernmetastasierung durch eine adjuvante Radiotherapie im Bereich des kleinen Beckens die weitere Propagation dieser Fernmetastasierung nicht beeinflußt. Die adjuvante Radiotherapie, das heißt, die Radiotherapie als zusätzliche Behandlungsmethode bei kurativ resezierbaren Rektumkarzinomen, kann entweder präoperativ, postoperativ oder kombiniert prä- und postoperativ erfolgen.

Präoperative Radiotherapie

Das Ziel der präoperativen Radiotherapie besteht in erster Linie darin, gut sauerstoffhältige strahlensensiblere Tumorzellen (Gray 1959), das heißt, im Randbezirk des Tumors befindliche Tumorzellen, zu sterilisieren. Tierexperimentell konnte nachgewiesen werden, daß bereits Einzeldosen von 5—10 Gy eine fast 90%ige Depopulation von gut sauerstoffgesättigten Tumorzellen erzielen kann (Nias 1967, Powers and Tolmach 1964). Dadurch konnte tierexperimentell eine deutliche Senkung der zu erwartenden Lokalrezidivrate festgestellt werden. Ein zweiter Vorteil der präoperativen Radiotherapie ist, daß, wenn eine Verschleppung von Tumorzellen bei einer nachfolgenden Operation stattfindet, die präoperativ bestrahlten Tumorzellen eine geringere Viabilität aufweisen und daraus resultierend eine geringere Wahrscheinlichkeit einer Lokalrezidiventstehung gegeben ist (Lee et al. 1978). Neben diesen Möglichkeiten besteht auch radiobiologisch eine Veränderung im Normalgewebe, sodaß eine Implantation von verschleppten Tumorzellen bei der Operation seltener ein Lokalrezidiv hervorruft als wenn nicht vorbestrahlt wurde (Vermund et al. 1956). Nachdem das Ziel der präoperativen Bestrahlung nicht die alleinige Kuration ist, genügen geringere Dosen, da der Primärtumor im Anschluß an die präoperative Radiotherapie ohnehin chirurgisch beseitigt wird. Schon seit Ende der fünfziger Jahre werden immer wieder Berichte über die präoperative Radiotherapie veröffentlicht (Stearns et al. 1959). Es sind zahlreiche unterschiedliche Protokolle mit variierender Dosis, Zielvolumen, Zeitfraktionierung entworfen worden. Generell läßt sich die präoperative Radiotherapie in eine niedrig dosierte (5 Gy), mittelhoch dosierte (20—40 Gy) und eine hoch dosierte (45—55 Gy) unterscheiden. Während man bei einer einzeitigen Vorbestrahlung von 5 Gy unmittelbar vor der Operation keine makroskopische Beeinflussung des Tumors erkennt, geht eine Bestrahlung von 40—50 Gy über vier bis fünf Wochen mit einer deutlichen Tumorgrößenabnahme einher. Mehrere Autoren berichten über eine Abnahme der zu erwartenden C-Stadien (sogenanntes „down staging") und eine Zunahme von Dukes A-Stadien. Tabelle 8 gibt eine Übersicht einiger Ergebnisse. Ein „down staging" tritt nur

Tabelle 8. „Down-staging" durch adjuvante präoperative Radiotherapie

Autor		Dosis	Dukes C Erwartet (%)	Dukes C Gefunden (%)	Tumorfrei (%)
Bouliz-Wassif et al.	1984	31,5 Gy ± 5 FU	40—60	27	4
Combes et al.	1983	35—40 Gy	50	16,7	2,8
Kligerman et al.	1972	44—46 Gy	43	21,9	12,5
Higgins et al.	1975	20—25 Gy	41,2	27,8	10
Higgins et al.	1986	31,5 Gy	41	35	nicht angegeben
Friedman et al.	1978	40—45 Gy	41	26	5

dann auf, wenn eine protrahiertere Bestrahlung von 40—50 Gy in vier bis fünf Wochen mit nachfolgender Beobachtungszeit von vier bis sechs Wochen bis zur Operation gegeben ist. Ein Gleiches tritt auch dann ein, wenn innerhalb einer kürzeren Zeit von ein bis zwei Wochen eine Dosis von 30—40 Gy verabreicht wird und eine längere Bestrahlungspause bis zur Operation stattfindet (Papillon 1987). Einer der Nachteile der präoperativen Bestrahlung ist, daß Patienten, die nicht von dieser Behandlungsform profitieren, trotzdem mitbehandelt werden. Die Stadien A und B 1 (Astler-Coller) haben an und für sich eine niedrige Lokalrezidivrate und erfahren keinen Vorteil durch eine präoperative Radiotherapie. Eine andere Gruppe, die ebenfalls keinen therapeutischen Vorteil durch eine präoperative Bestrahlung erfährt, ist die

Gruppe jener Patienten, die bereits bei der Diagnose des Primärtumors manifeste Fernmetastasen aufweisen, da diese Patienten im wesentlichen als inkurabel anzusehen sind und die Prognose durch eine adjuvante Radiotherapie des kleinen Beckens nicht verbessert wird.

Durch die Einführung moderner bildgebender Verfahren in der Tumordiagnostik können heute viele Patienten dieser Tumorstadien bereits vor der Therapie entdeckt und somit von der Behandlung ausgeschlossen werden. Das Erkennen der Tumorfrühstadien ist laut Mason (1975) und Nicholls et al. (1982) klinisch möglich. Auch intrarektale Ultraschalluntersuchungen können hier zur Stadiumbestimmung angewandt werden. Fernmetastasen können durch Ultraschalluntersuchungen der Leber und Röntgenuntersuchungen der Thoraxorgane weitgehend festgestellt werden.

Tabelle 9 zeigt eine Zusammenstellung von Ergebnissen bei adjuvanter präoperativer Strahlentherapie. Tabelle 10 gibt eine Übersicht über die Beeinflussung der Lokalrezidivrate durch eine präoperative Radiotherapie.

Tabelle 9. Effekt der präoperativen adjuvanten Radiotherapie

Autor		Dosis	5-Jahres-Überleben Op (%)	Rad + Op (%)
Kligerman et al.	1972	44—46 Gy	25	41
Seifart and Marx	1982	20 Gy	53	80
Stearns et al.	1959	15—20 Gy	23	37
Higgins et al.	1986	31,5 Gy	49,6	50,3
Higgins et al.	1975	20—25 Gy	38,8	48,5
Stevens et al.	1976	50—60 Gy	38	53
Allen and Fletcher	1972	50 Gy	38	68
Roswit et al.	1975	20—25 Gy	43,3	46,9
Dedkov and Zibina	1976	30 Gy	60*	79*
Mendenhall et al.	1985	35—45 Gy	41	71
Gérard et al.	1985	34,5 Gy	60	70

* 3-Jahres-Überleben

Tabelle 10. Lokalrezidivrate nach präoperativer Radiotherapie

Autor		Dosis	Rad + Op (%)	Op (%)
Gérard et al.	1985	34,5 Gy	15	35 (R)
Mendenhall et al.	1985	30—45 Gy	7,5	29 (X)
Glimelius et al.	1985	25,5 Gy	10	41 (X)
Friedman et al.	1978	40—45 Gy	0	(y)
Dosoretz et al.	1983	40—50 Gy	5,9	(y)
Stevens et al.	1976	50 Gy	0	(y)
Higgins et al.	1975	20—25 Gy	29	36 (R)
Combes et al.	1983	35—40 Gy	7,8	(y)

R randomisierte Studie, y keine Vergleichsgruppe, X historische Kontrollgruppe

Mehrere Autoren führen auch an, daß nach einer höher dosierten präoperativen Radiotherapie und damit einhergehende Tumorverkleinerung die Möglichkeiten einer sphinktererhaltenden Chirurgie zunehmen (Papillon 1987, Marks et al. 1985). Bei den tiefsitzenden, ungünstigeren Rektumkarzinomen ist daher eine präoperative Radiotherapie der postoperativen deutlich überlegen.

Postoperative Radiotherapie

Das Ziel der postoperativen Radiotherapie besteht in einer Sterilisierung von verbleibenden mikroskopischen Tumorresten nach kurativer radikaler chirurgischer Therapie und dadurch in einer Senkung der Lokalrezidivrate. Bei der postoperativen Radiotherapie müssen Strahlendosen von mindestens 45—50 Gy innerhalb von vier bis fünf Wochen verabreicht werden. Eine geringere Dosis wird nicht verabreicht, da dieser Effekt dadurch nicht erzielt werden kann. Die postoperative Radiotherapie sollte ab der dritten bis sechsten Woche nach der Operation begonnen werden. Eine verzögerte Wundheilung bedingt häufig einen verspäteten Beginn der Bestrahlung, was das Ergebnis negativ beeinflußt. Tabelle 11 gibt einen Überblick über Ergebnisse der postopera-

Tabelle 11. Effekt der postoperativen adjuvanten Radiotherapie

Autor		Dosis	Lokalrezidivrate Op (%)	Rad + Op (%)
Romsdahl and Withers	1978	50 Gy	27	8
Zucali et al.	1980	45—52 Gy	40	5
Kopelson	1983	45—51 Gy	30	9
Hoskins et al.	1980	45—50 Gy	39	6,3
Alderman et al.	1981	50 Gy	21,7	6,3
Tepper et al.	1987	45—50,4 Gy	30	19
Balslev et al.	1986	50 Gy	17	16

tiven Radiotherapie. Patienten in einem Frühstadium, das heißt A oder B 1 (Astler-Coller) sowie Patienten mit Fernmetastasen, die durch eine adjuvante Radiotherapie keinen therapeutischen Vorteil haben, sind von dieser Therapie bereits von Beginn an ausgeschlossen. Als Nachteil bei der postoperativen Radiotherapie gilt der Umstand, daß nach ausgedehnten Operationen im Bereich des kleinen Beckens oft Dünndarmschlingen hier fixiert und adhärent werden und somit in dem Bestrahlungsfeld ständig inkludiert werden.

Tabelle 12. Vor- und Nachteile der prä- und postoperativen adjuvanten Radiotherapie

Vorteil	
Präoperativ:	Radiobiologisch günstigere Verhältnisse, Tumorverkleinerung („Down-Staging“), vermehrt Sphinktererhaltung möglich
Postoperativ:	Dukes A und D können einwandfrei ausgeschlossen werden, daher genauere Selektion möglich
Nachteil	
Präoperativ:	Verzögerung der Operation, Verzögerung der Wundheilung
Postoperativ:	Verzögerung der Radiotherapie, höheres Risiko für Dünndarmschäden

Der Dünndarm ist als ein strahlensensibles Organ bei einer postoperativen Radiotherapie besonders gefährdet und es können schwere Nebenwirkungen wie Ileus, Fibrosen oder Stenosen entstehen. Ein Vorteil der postoperativen Bestrahlung ist durch die genaueren Kenntnisse der histopathologischen Tumorverhältnisse und der Quantifizierung eventueller Lymphknotenmetastasen, der genauen Beurteilung der Tumorpenetration und Infiltration und damit verbunden der Prognose des Patienten gegeben.

Die Vor- und Nachteile der prä- und postoperativen Radiotherapie werden in Tabelle 12 dargestellt.

Kombinierte prä- und postoperative Radiotherapie

Neben der reinen Vor- oder reinen Nachbestrahlung besteht auch die Möglichkeit einer kombinierten Vor- und selektiven Nachbestrahlung der Stadien B und C nach Dukes. Diese Methode hat den Vorteil, daß Patienten in einem Stadium A oder B_1 nach Astler-Coller nicht unnötigerweise eine hohe Strahlendosis bekommen und daß selektierte Patienten, die ein höheres Risiko für ein Lokalrezidiv haben, nachbestrahlt werden können. Mohiuddin et al. (1980) berichteten die ersten Ergebnisse anhand von 23 Patienten. Die Therapie bestand in einer niedrig dosierten präoperativen Bestrahlung mit 5 Gy Einzeldosis am Tag vor der Operation und einer Nachbestrahlung bei den Stadien B_2 und C. Die postoperative Bestrahlung des selektierten Krankengutes bestand in 45 Gy in 5 Wochen.

Von den 23 Patienten hatten 9 ein Stadium A und B_1 und erhielten keine postoperative Bestrahlung. 13 Patienten befanden sich im Stadium B_2 oder C und erhielten die postoperative Radiotherapie wie vorgesehen. Ein Patient wurde wegen Fernmetastasierung nicht nachbestrahlt und erhielt eine palliative Chemotherapie. Die Behandlung wurde von den Patienten ausgezeichnet vertragen. Nach einer mittleren Beobachtungszeit von 15 Monaten (10 Monate bis 24 Monate) zeigte sich folgendes Ergebnis: 2 Patienten haben ein Rezidivtumorgeschehen erfahren. Beide Patienten waren im Stadium C_2, 1 Patient entwickelte ein Bauchwandrezidiv im Bereich der Operationsnarbe, ein zweiter Patient zeigte Fernmetastasen in Knochen und Gehirn.

Vom selben Zentrum wurde in der Folge über 104 Patienten berichtet (Mohiuddin et al. 1984). Die Therapie bestand aus demselben Regime wie oben angegeben. Alle Patienten dieser Studie wurden mit 5 Gy vorbehandelt. 15 Patienten zeigten Lebermetastasen und erhielten nur eine palliative Therapie. Bei 29 Patienten fand sich ein Stadium A oder B_1, diese Patienten wurden nicht postoperativ bestrahlt. 60 Patienten hatten ein Stadium B_2 oder C und waren zur postoperativen Radiotherapie vorgesehen. Von diesen erhielten 29 keine postoperative Therapie. Der Grund hierfür war eine mangelnde Kooperation mit den Chirurgen.

Tabelle 13 zeigt das Ergebnis der Behandlung und den Vergleich der 3 entstandenen Behandlungsgruppen.

Tabelle 13. Ergebnis der kombinierten prä- (5 Gy) und selektiven postoperativen (45 Gy) Radiotherapie* (Mohiuddin et al. 1984)

Radiotherapie	Stadium	Lokal-rezidiv (%)	Fernme-tastasen (%)
Präoperativ	A, B_1	3 %	3 %
Präoperativ	B_2, C	34 %	17 %
Prä- und postoperativ	B_2, C	6 %	13 %

* Patienten mit operativ festgestellten Fernmetastasen ausgeschlossen

Diese Studie zeigt deutlich, daß eine alleinige präoperative Radiotherapie mit 5 Gy unmittelbar vor der Operation offenbar nicht den gewünschten Effekt einer Senkung der Lokalrezidive hat. Das Ergebnis steht im Gegensatz zu Rider et al. (1977), die einen positiven Effekt der Vorbestrahlung mit

5 Gy (Stadium Dukes C) nachwiesen. In der Studie von Mohiuddin et al. (1984) zeigt sich deutlich, daß bei einer niedrig dosierten präoperativen Radiotherapie immer eine postoperative Dosisaufsättigung bei den Risikopatienten vorgenommen werden sollte. Eine alleinige Vorbestrahlung mit 5 Gy vor der Operation ist bei dieser Patientengruppe nicht zielführend und kann trotz positiver tierexperimenteller Studien nicht empfohlen werden.

Auch andere wie Shank et al. (1987) haben eine Sandwich-Technik angewandt. Die Gruppe berichtet über 49 Patienten mit einem primären Adenokarzinom des Rektums, die präoperativ mit 15 Gy in 5 Fraktionen bestrahlt und anschließend einer Operation zugeführt wurden. Patienten, die in einem Stadium B_2, C_1 oder C_2 waren, erhielten eine postoperative Radiotherapie mit 41,4 Gy in 23 Fraktionen. 47 Patienten wurden ausgewertet. Es wurden 2 Gruppen von Patienten untersucht und zwar: 24 Patienten, die nur eine präoperative Radiotherapie erhielten, gegenüber 23 Patienten, die sowohl eine prä- als auch postoperative Radiotherapie erhielten. Nachdem alle Patienten mehr als 1 Jahr und 77 % der Patienten mehr als 2 Jahre beobachtet wurden, fand sich nur ein einziges Lokalrezidiv bei einem Tumor im Stadium A. Bei den alleinig präoperativ bestrahlten Patienten waren 18 Patienten im Stadium B_2 und ein Patient im Stadium C_2, alle diese Patienten zeigten keinen Hinweis für eine lokale Rezidivierung des Tumors, auch fanden sich bei diesen Patienten keine Fernmetastasen. In der sowohl prä- als auch postoperativ bestrahlten Gruppe (3 B_2, 1 C_1, 17 C_2, 1 D) fanden sich keine Lokalrezidive, in 7 Fällen Fernmetastasen. Die Verträglichkeit der Therapie war gut und es zeigten sich keine Komplikationen, die auf die Radiotherapie zurückzuführen waren.

Auch andere Autoren wie Gunderson et al. (1983), Bayer et al. (1985) und Swartz et al. (1985) konnten gute Ergebnisse der kombinierten prä- und postoperativen Radiotherapie unterschiedlicher Dosierung nachweisen.

Bemerkungen zur angewandten Technik, Strahlendosis und Nebenwirkungen der adjuvanten Radiotherapie
(siehe Anhang Isodosen)

Bei primär kurativer Rektumkarzinomoperation kommt sowohl die prä- als auch die postoperative Radiotherapie oder die Kombination beider Verfahren zur Anwendung, um die Lokalrezidivrate zu senken und damit eine verminderte Morbidität und zum Teil auch eine Senkung der Mortalität herbeizuführen.

Aus tumorbiologischer Sicht wird eine präoperative Radiotherapie für günstiger angesehen als die postoperative Radiotherapie. Der Grund hierfür ist, daß der nichtmanipulierte Tumor weniger hypoxische Tumorzellen enthält und deshalb eine höhere Strahlensensibilität aufweist (Gray 1959). Ein weiterer Grund, der für die präoperative Radiotherapie spricht, liegt darin, daß bei großen abdominellen chirurgischen Eingriffen Adhäsionen von Dünndarmschlingen im Bereich des kleinen Beckens auftreten können, die zu Komplikationen bei postoperativer Radiotherapie prädisponieren. Der Dünndarm ist als strahlensensibles Organ nur begrenzt belastbar, Bestrahlungsdosen über 45 Gy können schwere Nebenwirkungen hervorrufen. Postoperativ finden sich außerdem auf Grund der Narbenbildung und damit der schlechteren Durchblutung mehr hypoxische Tumorzellen, die eine geringere Strahlensensibilität besitzen. Es gibt verschiedene Maßnahmen, die Dünndarmkomplikationen bei postoperativer Radiatio zu minimieren. Hier sei auf die unumgängliche enge interdisziplinäre Zusammenarbeit zwischen Chirurgen und Radioonkologen hingewiesen (Kärcher 1975). Von seiten des Operateurs können Netzplomben sowie eine sorgfältige Reperitonealisierung, eine Adhäsion des Dünndarmes im kleinen Becken verhindern. Für den Strahlentherapeuten ist auch von Vorteil, wenn eine Klipsmarkierung der Risikogebiete vorgenommen wird, damit diese eventuell mit einer höheren Dosis ausgelastet werden können.

Von strahlentherapeutischer Sicht kann durch die Verwendung von 3- oder 4-Felder-Technik bzw. von einer Pendelbestrahlung die Strahlenbelastung des Dünndarms gesenkt werden. Eine reine ventro-dorsale Feldertechnik sollte vermieden werden. Auch die Lagerung des Patienten ist bestrahlungstechnisch von Bedeutung. Der Patient sollte in Bauchlage bestrahlt werden und eine möglichst gefüllte Harnblase haben, da durch die Blasendistension ein Großteil des Dünndarmes aus dem Bereich des kleinen Beckens nach kranial verlagert wird.

Die Nebenwirkungen sind einerseits von der bereits beschriebenen Bestrahlungstechnik, andererseits von der Bestrahlungsdosis abhängig. Einzeitbestrahlungen unmittelbar vor der Operation von 5 Gy haben keine negative Beeinflussung der operativen Verhältnisse, während Dosen von 50 Gy in 5 bis 6 Wochen doch zu deutlichen Nebenwirkungen an den Organen im Bereich des kleinen Beckens führen können.

Weiters ist bei größeren Feldern, die in den Lumbalbereich hinaufreichen, vermehrt mit Nebenwirkungen zu rechnen. Eine Bestrahlung der unteren Paraaortalregion scheint nicht sinnvoll oder indiziert, da die Morbidität deutlich erhöht wird, während ein positiver Effekt auf die Tumorerkrankung nicht nachzuweisen ist. Durch eine sorgfältige Bestrahlungsplanung bei der prä- oder postoperativen Radiotherapie können Nebenwirkungen im wesentlichen vermieden werden. Einzelne Studien geben eine Verzögerung der perinealen Wundheilung nach einer präoperativen Radiotherapie an (Gérard et al. 1985, Glimelius et al. 1985). Es besteht jedoch kein Hinweis, daß bei einer tiefen vorderen Resektion nach vorangegangener Radiotherapie eine vermehrte Anastomoseninsuffizienz zu befürchten ist (Glimelius 1985).

Die präoperativ verabreichte Dosis variiert je nach Studie erheblich: Während die ersten Studien über die präoperative Radiatio mit 5 Gy von einer Verbesserung der Prognose berichteten (Rider et al. 1977), konnte dies bei weiteren Untersuchungen nicht bestätigt werden (Mohiuddin et al. 1984).

Auch eine Dosis um 20 Gy, wie sie bei der MRC- oder VASAG-Studie verabreicht wurde, scheint keine wesentliche Verbesserung zu bewirken (MRC 1984, Higgins 1975, 1986).

Die EORTC-Studie, bei der 34,5 Gy als präoperative Dosis verabreicht wurden, zeigte jedoch eindeutig bessere Ergebnisse bezüglich des Überlebens und der Lokalrezidivfrequenz bei den kombiniert behandelten Patienten gegenüber den nur operierten (Gérard et al. 1985). Höhere Dosen, seien es 25,5 Gy in 5 Fraktionen oder von 40 bis 50 Gy in 4 bis 5 Wochen, können effektiv mikroskopische, subklinische Tumormanifestationen devitalisieren. Bei der postoperativen Radiotherapie sollte mindestens eine Dosis von 45 bis 50 Gy verabreicht werden, geringere Dosierungen sind ineffektiv und können keine positive Beeinflussung der Tumorerkrankung bewirken.

Postoperative Radiotherapie nach inkompletter Operation

Patienten, die inkomplett operiert wurden, zeigen eine hohe Tendenz, an einem Lokalrezidiv zu erkranken. Bei diesen Patienten kann auch eine postoperative Chemotherapie das Lokalrezidiv nicht verhindern. Bei dem vorhandenen Resttumor ist zu unterscheiden, ob es sich um einen mikroskopischen oder makroskopischen Tumorrest handelt.

Ein mikroskopischer Resttumor oder subklinischer Tumor ist durch eine Dosis von 45—50 Gy in 4 bis 5 Wochen in 90 % der Fälle zu sterilisieren (Ghossein et al. 1981). Dies entspricht den Daten, die auch bei der postoperativen Radiotherapie beim Adenokarzinom der Mamma oder beim Plattenepithelkarzinom der HNO-Region gelten (Scherer 1987).

Bei der postoperativen Radiotherapie nach makroskopisch inkompletter Resektion des Tumors müssen wesentlich höhere Strahlendosen verabreicht werden, um ein Rezidiv zu verhindern. Ghossein et al. (1981) berichteten von 125 Patienten im Stadium B_2 oder C, die operiert wurden. Von diesen Patienten wurden 94 sowohl makroskopisch als auch mikroskopisch radikal operiert. 13 Patienten hatten postoperativ noch mikroskopischen Resttumor, 18 hatten makroskopisch erkennbaren Resttumor. Die Patienten mit Resttumor wurden postoperativ bestrahlt. Die Behandlung bestand in einer Radiotherapie von 46 Gy in 5 Wochen, zusätzlich erhielten Patienten mit einem makroskopischen Resttumor noch eine Dosisaufsättigung von 10—15 Gy in 2 Wochen. Die Lokalrezidivrate von 16 % war dieselbe in der Gruppe mit mikroskopischem Resttumor wie bei den Patienten, die keinen Resttumor postoperativ aufwiesen und nicht bestrahlt wurden. Auch das Überleben der Patienten in diesen beiden Gruppen war mit 77 % ident.

Bei den Patienten, die nach makroskopisch inkompletter Operation bestrahlt wurden, fand sich in 50 % ein Lokalrezidiv. Das Überleben ist mit 39 % deutlich schlechter als bei den anderen Patienten. Immerhin war es möglich, in 50 % ein sich sonst sicher entwickelndes Lokalrezidiv zu verhindern. Die berichteten Nebenwirkungen waren gering und traten nur bei 5 % der Behandelten auf.

Obwohl die Nebenwirkungen der perkutanen Radiotherapie bei oben genannter Dosierung nach inkompletter Resektion des Tumors nicht sehr hoch scheinen, sind sie nicht zu vernachlässigen. Um die Lokalrezidivrate von 50 % nach makroskopisch inkompletter Operation weiter zu senken, müßten höhere Strahlendosen appliziert werden, welche zu einem deutlichen Anstieg der radiogenen Nebenwirkung führen würden.

Durch Anwendung einer intraoperativen Radiotherapie können die Nebenwirkungen an dem strahlensensiblen Dünndarm zur Gänze vermieden werden.

Abe und Takahashi (1982) berichten von 6 Patienten, deren Primärtumor reseziert wurde, bei allen Patienten bestanden noch makroskopische Tumorreste. Intraoperativ wurde eine einzeitige Dosis von 25—30 Gy mit hochenergetischen Elektronen verabreicht. Von den mit dieser Technik bestrahlten 6 Patienten überlebten 5.

Es bestehen keine Zweifel, daß die intraoperative Radiotherapie eine sehr effektive Methode ist, um Bestrahlungen im Abdominalbereich durchzuführen. Die Verbesserung der Behandlungsergebnisse bei vielen Tumoren rechtfertigen den nicht unerheblichen technischen, administrativen und ökonomischen Aufwand.

Präoperative Radiotherapie bei inoperablen Karzinomen

Etwa 6—15 % aller Patienten haben bei der Diagnostizierung ihres Kolorektaltumors ein lokal fortgeschrittenes, inoperables Karzinom (Allen and Fletcher 1972, Pilepich et al. 1978, de Peyster and Gilchrist 1969, Spratt and Spjut 1967).

Ein Rektumkarzinom wird als nicht operabel angesehen, wenn eine Fixierung des Tumors an der Beckenwand, eine Infiltration der Prostata, Harnblase, des Sakrums oder größerer Gefäße besteht.

Die Prognose dieser Patienten ist aus verschiedenen Gründen außerordentlich schlecht. Einerseits besteht wegen der Tumorgröße und nicht radikal zu operierenden Tumors eine hohe Rezidivrate. Andererseits bestehen in vielen Fällen bereits Fernmetastasen, welche eine kurative Therapie nicht zulassen.

Das Ziel der präoperativen Radiotherapie bei diesen Patienten ist die Verkleinerung des Tumors und damit die Ermöglichung einer kurativen, radikalen Operation. Kligerman und Urdaneta-Lafee (1974) berichteten über 15 inoperable Rektumkarzinome, die mit 35—58 Gy präoperativ bestrahlt wurden. Von den 15 behandelten Patienten wurden 13 tatsächlich operiert, von diesen wurden 9 radikal reseziert und zeigten ein 5-Jahres-Überleben von 20,2 %.

1982 berichtete Kopelson (1982) über 11 Patienten mit inoperablen Tumoren des Rektums, Rektosigmoids oder Sigmas. Präoperativ wurde eine Dosis von 45—46 Gy (± boost 5 Gy) eingestrahlt (Einzeldosis 1,75—2 Gy).

6 Patienten wurden operiert, hiervon konnten 5 radikal operiert werden. 5 Patienten zeigten kein wesentliches Ansprechen auf die Radiotherapie und wurden als nicht operabel klassifiziert. Radiogene Komplikationen konnten ambu-

lant behandelt werden (Diarrhoe, Epitheliolyse). Von den 5 radikal exstirpierten Patienten überlebten alle 5 Jahre. Somit konnte gezeigt werden, daß eine präoperative Radiotherapie durchaus berechtigt ist und in einem Langzeitüberleben resultieren kann.

Einen positiven Effekt der präoperativen Bestrahlung zeigt die Studie von Bergen, Norwegen (Mella et al. 1984). Von 67 inoperablen Patienten waren 55 ohne Hinweis auf Fernmetastasen und damit potentiell kurabel. 20 Patienten wurden nach der Radiotherapie radikal reseziert, wobei jedoch 5 Fernmetastasen aufwiesen. Von den 15 kurativ resezierten Patienten zeigen 9 ein Überleben von 12+ bis 76+ Monaten. In dieser Studie wurde eine präoperative Dosis von 31,5 Gy (ED 1,75 Gy) verabreicht. Sowohl operierte als auch nicht operierte Patienten wurden zusätzlich mit 19—35 Gy bestrahlt, um die lokale Tumorkontrolle zu erhöhen bzw. den Tumor noch zu verkleinern und in einen operablen Zustand zu bringen. Hierdurch konnten noch weitere vier Patienten lokal radikal reseziert werden. Das Überleben des Gesamtkrankengutes war 12 Monate (medianwert).

Mendenhall et al. (1987) berichteten über 23 präoperativ bestrahlte Patienten (Gesamtdosis im Mittel 50 Gy, Einzeldosis 1,8 Gy). Von diesen wurden 11 radikal operiert, ohne Hinweis auf Fernmetastasen. 12 Patienten zeigten bei der Operation Fernmetastasen oder wurden inkomplett reseziert. Die 5-Jahres-Überlebensrate war 18 % bei den radikal Operierten gegenüber 0 % bei den inkomplett behandelten.

Auch die Berichte von James und Schofield (1985) und Emami et al. (1982) weisen auf die Effektivität der präoperativen Bestrahlung bei inoperablen Rektumkarzinomen hin. In allen diesen Studien zeigten die komplett resezierten Patienten ein längeres Überleben als die nicht radikal operierten bzw. irresektablen. Noch offen bleibt die Frage, welche Dosis präoperativ zu verabreichen ist. Da aber eine offenbare Dosis-Wirkungs-Beziehung besteht, sollte eine möglichst hohe Dosis eingestrahlt werden. Bei einer split-course-Technik sollte in einem Zeitraum von 4—5 Wochen eine mittelhohe Dosis von 45—50 Gy verabreicht werden. Patienten, deren Tumoren wenig ansprechen, könnten nach einer Bestrahlungspause mit 15—20 Gy weiterbehandelt werden und eventuell in einen resektablen Zustand gebracht werden.

Besondere Aufmerksamkeit verdient auch der Bericht vom Massachusetts General Hospital (Tepper et al. 1986). Hier verwendet man seit 1978 eine Kombination von externer und intraoperativer Bestrahlung.

Die Behandlung besteht in einer präoperativen Bestrahlung mit 50,4 Gy (Einzeldosis 1,8 Gy). 4—6 Wochen nach der Teletherapie erfolgt die Resektion des primär inoperablen Tumors. Noch bevor eine eventuelle Anastomose (bei vorderer Resektion) angelegt wird und unter Verlagerung von strahlensensibleren Organen (Dünndarm, Harnblase) wird das Zielgebiet direkt mit Elektronen bestrahlt. Die intraoperativ verabreichte Dosis variiert zwischen 10—15 Gy bei Verdacht auf mikroskopischen Resttumor und 15—20 Gy bei makroskopischem Resttumor.

Folgendes Ergebnis wurde nach 36 Monaten Beobachtungszeit erhoben. Vom Gesamtkollektiv (29 Patienten) war die lokale Tumorkontrolle 87 %, bei 18 Patienten, deren Tumor makroskopisch komplett reseziert war, fand sich in 92 % eine lokale Tumorkontrolle. Bei 11 Patienten mit makroskopischem Resttumor konnte durch die intraoperative Radiotherapie in 67 % eine Tumorkontrolle erzielt werden. 70 % der Patienten lebten mehr als 3 Jahre. Diese Daten sind zu vergleichen mit den Ergebnissen der alleinigen externen präoperativen Radiotherapie von diesem Institut (Dosoretz et al. 1983). Ohne die intraoperative Bestrahlung war die 3-Jahres-Überlebensrate 30 % und die lokale Tumorkontrolle 57 %.

Chemotherapie in Kombination mit Chirurgie

Nachdem seit mehreren Dekaden keine wesentliche Verbesserung der Heilungsaussichten stattgefunden hat, werden unterschiedliche Therapiemodalitäten, wie z. B. die zytostatische Chemotherapie, als zusätzliche (adjuvante) Behandlung eingesetzt.

Der Einsatz einer adjuvanten zytostatischen Therapie beruht auf unterschiedlichen Theorien und Überlegungen. Ihre Aufgaben bestehen in der Zerstörung von subklinischen Mikrofernmetastasen und in einer Sterilisierung eventuell noch vorhandener Tumorzellen im Operationsbereich des makroskopisch radikal operierten Primärtumors.

Das Ziel ist die Inzidenz der Lokalrezidive und Fernmetastasen zu senken und damit verbundene höhere Heilungsraten herbeizuführen. Nur Substanzen, die sich bei fortgeschrittenen und/oder metastasierenden Stadien als wirksam erweisen, sollten in der adjuvanten Therapie verwendet werden (Burchenal 1976).

Prinzipiell sollte eine adjuvante zytostatische Therapie nach der Operation durchgeführt werden, wenn die Zahl der Tumorzellen bzw. möglichen Mikrofernmetastasen noch gering ist. Der Erfolg der zytostatischen Chemotherapie ist umso größer, je kleiner die noch vorhandene Tumorzellzahl ist (Schnabel 1972, Skipper et al. 1970).

Auf dem Gebiet der adjuvanten zytostatischen Chemotherapie wird ein enormer Forschungsaufwand betrieben. Zahlreiche Studien sind in den letzten Jahren publiziert worden. Umso enttäuschender sind leider die Ergebnisse geblieben. Nur wenige Zytostatika haben sich als wirksam erwiesen. Am besten und längsten ist das 5-Fluoro-Uracil (5-FU) überprüft. Das 5-FU zeigt eine Ansprechrate in 20—25 % der Fälle (Carter and Friedmann 1974).

Alle anderen Formen der Chemotherapie, seien es Monosubstanzen oder Kombinationen, sollten mit der Wirksamkeit von dem seit über 25 Jahren angewendeten 5-FU verglichen werden.

Im wesentlichen unterscheiden wir drei Gruppen von Zytostatika, die für die Behandlung in Frage kommen. Diese Gruppen sind die Pyrimidinantagonisten (wie 5-FU), die Nitrosourea-Verbindungen (wie BCNU, CCNU, Methyl-CCNU) und Mitomycin C (MMC) (Antibiotika-Gruppe). Durch Kombinationen dieser Substanzen ist es zum Teil gelungen, höhere Remissionsraten zu erzielen als mit der Monosubstanz.

In der Literatur werden bezüglich des Ansprechens unterschiedliche Werte angegeben. Dies beruht auf der variierenden Dosierung, Verabreichungsform (intravenös, intraarteriell, peroral, Bolus, Infusion) und dem Status des Patienten.

Obwohl die Rolle der Chemotherapie hauptsächlich in der Palliativmaßnahme bei fortgeschrittenen Karzinomen liegt, wurden bisher zahlreiche Studien über den Einsatz der zytostatischen Therapie bei noch lokalisierten Stadien durchgeführt. Die am besten untersuchte Substanz ist 5-FU. Bisherige Studien haben zwar keine statistisch signifikant besseren Ergebnisse gezeigt, jedoch konnten gewisse Verbesserungen erzielt werden. Higgins et al. (1978) fand bei den kurativ ope-

Tabelle 14. Zytostatische Substanzen und deren Ansprechraten bei Kolon- und Rektumkarzinomen

Substanz	Ansprechrate (%)	Literatur
5-Fluoro-Uracil	21	Carter and Friedmann 1974
Mitomycin C	14	Reitemaier et al. 1967
CCNU (Lomustin)	10	Moertel 1978
BCNU (Carmustin)	13	Moertel 1975
Methyl-CCNU (Semustin)	17,5	Moertel 1973
Methotrexat	17	Carter and Friedmann 1974
Adriamycin	9	Carter and Friedmann 1974
Razoxane	12	Marciniak et al. 1975
Methyl-GAG	15	Myers et al. 1981
Hexamethylmelamin	10	Carter and Friedmann 1974

Tabelle 15. Kombinationen zytostatischer Substanzen und deren Ansprechraten bei Kolon- und Rektumkarzinomen

Substanzen	Ansprechrate (%)	Literatur
5-FU + Methyl-CCNU	20—33	Moertel 1978, Posey and Morgan 1977
5-FU + MMC	18—45	Tseng et al. 1981, Buroker et al. 1978, Krauss et al. 1979
5-FU + Leucovorin	56,5	Machover et al. 1982
5-FU + Methyl-CCNU + Vincristin	27,0—43,5	Moertel 1978
5-FU + Methyl-CCNU + Streptozotozin	34	Kemeny et al. 1983

rierten Patienten eine 5-Jahres-Überlebensrate von 58 %, wenn 5-FU adjuvant verabreicht wurde, gegenüber 49 % in der Kontrollgruppe (VASAG-Studie).

In einer Folgestudie wurde das 5-FU prolongiert über 18 Monate intermittierend verabreicht (PIT). Auch diese Studie zeigte bessere Ergebnisse bei den zytostatisch behandelten Patienten (48,9 % 5-Jahres-Überlebende vs. 44,2 % in der Kontrollgruppe), jedoch wurde auch bei dieser Studie keine statistisch signifikante Verbesserung erreicht (Higgins et al. 1976).

Als diese beiden Studien zuletzt analysiert wurden, sprach Higgins (1983) von einer statistisch signifikanten ($p = 0,05$) Verbesserung in der 5-FU-Studie und einer „suggestive statistical significance" ($p = 0,08$) in der PIT-Studie. Dies, obwohl keine Veränderungen seit den jeweiligen Erstpublikationen stattgefunden haben. Offenbar läßt sich aus diesen statistischen „Korrekturen" kein Schluß ziehen.

Andere Studien haben sich mit der Kombination einer intraluminalen 5-FU-Gabe und postoperativ verabreichten 5-FU (intravenös) beschäftigt. Während Lawrence et al. (1975) durch diese Behandlung keine besseren Ergebnisse feststellen konnten, fanden Grossi et al. (1977) eine signifikante Verbesserung bei Dukes C-Fällen. Die Chemotherapiegruppe zeigte eine 5-Jahres-Überlebensrate von 40 %, die Kontrollgruppe von nur 13 %. Diese Verbesserung ist statistisch signifikant ($p = 0{,}005$).

Mitte der siebziger Jahre wurden Publikationen veröffentlicht, die eine erhöhte Ansprechrate bei Zugabe von Methyl-CCNU zum 5-FU beschrieben (Moertel et al. 1975, Baker et al. 1976, Falkson and Falkson 1976). Diese ersten Veröffentlichungen gaben Anlaß zu weiteren Studien über das Ansprechen der kolorektalen Karzinome auf Kombinationen verschiedener Zytostatika. Bisher durchgeführte Studien konnten fallweise Verbesserungen erzielen, jedoch bleibt nach wie vor ein statistisch signifikanter Vorteil aus. Generell sollte eine adjuvante Chemotherapie nur im Rahmen kontrollierter klinischer Studien angewandt werden. Die vielen Studien, die eine historische Kontrollgruppe heranziehen, gelten nicht als wissenschaftlich aufschlußreich bezüglich ihrer Aussagekraft.

Seit mehreren Jahren wird auch der Versuch unternommen, durch eine Immunotherapie eine Verbesserung der Ergebnisse zu erzielen.

Die Immunotherapie basiert auf der Überlegung, daß Tumorpatienten oft ein geschwächtes Immunsystem aufweisen (MacDonald 1976, Bolton et al. 1975) und daß tumorspezifische Antigene an der Oberfläche der Tumorzellen vorhanden sind.

Keine der unspezifischen Immunostimulationen mit BCG (Falk et al. 1977, Mavligit et al. 1977, Hoover et al. 1985), Corynebacterium parvum (Souter et al. 1979), Methanol extrahiertem BCG (Gastrointestinal Study Group 1984, Moertel et al. 1975) und Levamisol (Valdivieso et al. 1977) haben sich bisher als effektiv gezeigt.

Auch Kombinationen von Chemo-Immunotherapie haben sich bisher als ineffektiv erwiesen (Gutterman et al. 1976, Falk et al. 1977), obschon vereinzelt positive Ergebnisse zu beobachten waren (Rainer et al. 1984).

Behandlung des Lokalrezidives bei Rektumkarzinomen

Die Behandlung des Lokalrezidives ist beim Rektumkarzinom prinzipiell durch Chirurgie, Radiotherapie oder zytostatische Chemotherapie möglich.

Die einzige mögliche kurative Therapie besteht bei selektierten kleinen Lokalrezidiven, die chirurgisch behandelt werden können. In einem sehr geringen Prozentsatz gelingt es auch strahlentherapeutisch kurativ vorzugehen. Bei den meisten Lokalrezidiven ist jedoch eine kurative Therapie nicht möglich. Eine Palliation ist durch jede der drei oben genannten Therapiemöglichkeiten gegeben. Die zytostatische Chemotherapie kann als palliative Maßnahme eine symptomatische Besserung herbeiführen, als kurative Therapie ist sie jedoch nicht geeignet.

Chirurgische Therapie des Lokalrezidives

Die meisten Lokalrezidive sind auch chirurgisch nur palliativ behandelbar. Es finden sich aber Berichte über kurative Rezidivoperationen, die zum Teil eine Heilung bzw. länger anhaltende Remission erzielten. Schweiger et al. (1982) konnten bei 167 Patienten mit lokalem Rezidiv 33 Fälle neuerlich radikal operieren. Neunzehn von den 33 Patienten verstarben 1—49 Monate nach dem Rezidiveingriff. Vierzehn Patienten sind am Leben, bei zum Teil kurzer Beobachtungszeit (1—69 Monate) zeigt sich bei diesen ein durchschnittliches Überleben von 27—33 Monaten.

Wanebo et al. (1987) führten bei einem streng selektierten Krankengut von 24 Patienten radikale Rezidivoperationen durch. Nach erfolgter abdomino-sacraler Exstirpation betrug die 5-Jahres-Überlebensrate 25 % und das mittlere Überleben 36 Monate. Die operative Mortalität belief sich in dieser Studie auf 12 % und widerspiegelte zum Teil den notwendigen Aufwand bei diesen Operationen, der häufig zu Komplikationen führte.

Eine andere Zugangsweise ist die sacro-pelvine Exenteration. Durch diese sehr aggressive operative Vorgangsweise konnte Pearlman et al. (1987) bei 10 Patienten mit Rezidivtumoren im kleinen Becken in 4 Fällen eine Kuration erzielen (Beobachtungsdauer 12—53 Monate). Obwohl diese Operationsmethode ebenfalls sehr aufwendig ist, betrug die operative Letalität nur 5 %.

Schiessel et al. (1983) konnten bei 45 Rezidiven (Primärtumor Kolon + Rektum) in 25 Fällen (55,6 %) eine radikale Operation vornehmen. Von den radikal Operierten lebten 60 % 30 Monate und länger, bei den palliativ Operierten überlebten 50 % neun Monate, jedoch kein Patient länger als 18 Monate.

Radiotherapie des Lokalrezidives

Die Voraussetzungen für eine Radiotherapie bei Lokalrezidiven nach Rektumoperationen sind aus mehreren Gründen schlecht. Einerseits werden meist nur Patienten mit großen inoperablen Tumoren dem Strahlentherapeuten zugewiesen. Diese Fälle hätten auch bei einer chirurgischen Therapie nur geringe Heilungsaussichten. Andererseits besteht von seiten der Tumorbiologie eine äußerst schlechte Ausgangsbasis für eine Radiotherapie. Durch die vorangegangenen großen Operationen im Beckenbereich finden sich große und schlecht vaskularisierte Narbengebiete, wo wenig sauerstoffhältige, eher radioresistente Tumorzellen vorhanden sind. Ein weiterer Nachteil entsteht auch durch die Mitbestrahlung des Dünndarmes, welcher sehr strahlensensibel ist und wodurch schwere Nebenwirkungen entstehen können. Besonders nach Durchführung einer abdominoperinealen Exstirpation kommt dieser Tatsache große Bedeutung zu, da die Dünndarmschlingen im Beckenbereich zu Adhäsionen und Fixation neigen. Es handelt sich hier also um einen eher radioresistenten Tumor, der daher eine höhere Strahlendosis benötigt, um ein Ansprechen zu zeigen, gleichzeitig weist das Normalgewebe nur eine geringe Strahlentoleranz auf.

Aus oben angeführten Gründen läßt sich schließen, daß eine kurative Radiotherapie bei Lokalrezidiven nach Rektumkarzinomoperationen nur in einem sehr geringen Teil der Fälle möglich ist. Jedoch ist die palliative Wirkung der Radiotherapie bei diesen oft sehr schmerzhaften Zuständen ausgezeichnet und kann eine beträchtliche Reduktion der Analgetikamedikation bewirken.

Tabelle 16 gibt eine Darstellung der Schmerzlinderung durch die Radiotherapie (mäßige + gute Schmerzlinderung).

Die Ergebnisse der Radiotherapie zeigen nur in Ausnahmefällen eine Heilung (Ciatto and Pacini 1982, Dobrowsky and Schmid 1985).

Tabelle 16. Radiotherapie bei Lokalrezidiv nach Rektumkarzinom (Schmerzlinderung)

Autor		Dosis (Gy)	Schmerzlinderung (%)
Williams et al.	1956	60	87
Murdock and Kramer	1964	45—55	62
Kligerman	1975	50	80
Ciatto and Pacini	1982	35—65	50,9
Bohndorf et al.	1984	80	70—80
Schmidt et al.	1984	10—60	61,5
Dobrowsky and Schmid	1985	15—70	90
Johnsson and Cavallin-Ståhl	1987	30—50	70

1985 wurde über die Ergebnisse der Lokalrezidivbehandlung an der Universitätsklinik für Strahlentherapie und Strahlenbiologie Wien berichtet (Dobrowsky and Schmid 1985). Es wurden 58 Patienten, die von 1975—1982 zugewiesen wurden, analysiert. Zwei Drittel aller Patienten gaben Schmerzen an, welche bei 90 % durch eine Bestrahlung von 15—70 Gy mäßig bis gut gelindert werden konnten. Das mittlere Überleben der Patienten war 19,8 Monate (Streuung 3—71 Monate). Nur 12 % der Patienten überlebten 3 Jahre. Die 5-Jahres-Überlebensrate betrug 3 %. Ähnliche Daten des

Tabelle 17. Radiotherapie bei Lokalrezidiv nach Rektumkarzinom (Überleben)

Autor		3-Jahres-Überleben (%)
Williams et al.	1956	10
Wang and Schultz	1962	7
Faibisovicz et al.	1966	9
Rousseau et al.	1969	0
Urdaneta-Lafee et al.	1972	3
Vongtama et al.	1975	12
Ciatto and Pacini	1982	5
Dobrowsky and Schmid	1985	12

Überlebens geben auch Ciatto and Pacini (1982) an (5 % 3 Jahre, 3 % 5 Jahre). Weitere Ergebnisse siehe Tabelle 17.

Unklarheit besteht noch darüber, inwiefern bei der Schmerzlinderung eine Dosis-Effekt-Beziehung besteht. Bei den in Wien bestrahlten Patienten (Dobrowsky and Schmid 1985) sowie laut Wang and Schulz (1962), Urdaneta-Lafee et al. (1972) und Ciatto and Pacini (1982) ließ sich im Gegensatz zu Bohndorf et al. (1984) und Schmidt et al. (1984) keine eindeutige Dosis-Wirkungs-Beziehung feststellen.

Eine eindeutige Dosis-Effekt-Beziehung besteht laut Overgaard et al. (1984) bei dem Tumoransprechen. Strahlendosen über 56 Gy führten zu einer kompletten Remission in 40 % der Fälle. Dosen von weniger als 56 Gy konnten in weniger als 10 % eine komplette Remission erzielen.

Zytostatische Chemotherapie des Lokalrezidivs

Die systemische (intravenöse) Chemotherapie ist als lokale Therapie des pelvinen Lokalrezidives ungeeignet und sollte hauptsächlich bei Systemisierung der Erkrankung eingesetzt werden.

Seit einigen Jahren werden Versuche unternommen, die zytostatische Substanz gezielter zu verabreichen. Durch eine intraarterielle Gabe des Zytostatikums wird eine bessere Effizienz der Behandlung erwartet.

Patt et al. (1985) berichten von 21 Patienten, von denen 17 auf andere Therapieformen (Radiotherapie oder systemische Chemotherapie) nicht angesprochen hatten. Nach einer Angiographie wurde in den Iliacaarterien ein Katheter plaziert und anschließend mit Mitomycin C und 5-Fluoro-Uracil perfundiert (10 mg MMC/m^2 an Tag 1, 500 mg 5-FU/m^2/24 h kontinuierlich von Tag 1—5). Bei 12 von 16 evaluierbaren Patienten trat eine Schmerzlinderung auf, die in 8 Fällen deutlich war.

Als Nebenwirkungen fanden sich:

Dermatitis (27 %), Neuropathie (18 %), Mukositis (7 %), Blutung (9 %) sowie Blutbildveränderungen, Gefäßkomplikationen, Urosepsis und Infektionen im Katheterbereich.

Auch andere beschreiben einen palliativen Effekt durch eine intraarterielle Chemotherapie. Piroth et al. (1986) konnte eine objektive Remission in 68 % der Fälle erzielen. Sie infundierten, ebenso wie Duprat et al. (1984), Mitomycin C und 5-Fluoro-Uracil. Duprat et al. (1984) fanden jedoch bei einer doppelt so hohen Dosierung als Piroth et al. keine objektive Remission. Auch bei diesen Studien waren die lokalen Nebenwirkungen zum Teil erheblich. Über 50 % der Fälle zeigten zum Teil schwere Dermatitiden im Gluteal- bzw. Perinealbereich. Systemische Nebenwirkungen waren selten. Hafström et al. (1979) konnten nur einen palliativen Effekt durch die Infusion von 5-Fluoro-Uracil erzielen, 50 % ihrer Patienten gaben eine zweimonatige Verbesserung ihrer Lebensqualität an. Von keinem Patienten wurde eine Duration der Schmerzlinderung von mehr als 4 Monaten angegeben.

Kombinierte, simultane Radio-Chemotherapie des Lokalrezidivs

Bedingt durch die schlechte Prognose des Lokalrezidives beim Rektumkarzinom sind kombinierte Behandlungsmodalitäten an der Universitätsklinik für Strahlentherapie und Strahlenbiologie Wien erprobt worden. Aufgrund der positiven Berichte und eigener Erfahrungen bei der Radio-Chemotherapie des Analkarzinoms wurden seit 1985 Patienten mit präsakralen Lokalrezidiven mit einer Kombination von Mitomycin C (MMC) und 5-Fluorouracil (5-FU) mit gleichzeitiger Radiotherapie behandelt.

Patienten und Therapie

Fünfzehn Patienten wurden nach operativ oder klinisch-radiologisch festgestelltem präsakralem Rezidiv behandelt. Die Chemotherapie wurde laut folgendem Regime durchgeführt: Am Tag 1 wurden 15 mg MMC/m^2 Körperoberfläche im Bolus intravenös verabreicht, vom 1. bis 5. Tag wurden täglich 750 mg 5-FU/m^2 Körperoberfläche als Dauerinfusion (120 Stunden) appliziert. Die Radiotherapie, simultan mit der Chemotherapie beginnend, wurde unter Hochvoltbedingungen durchgeführt. Durch eine computerunterstützte Bestrahlungsplanung wurde, im split-course-Verfahren, im Zielvolumen (tumorumschließende Isodose) eine Dosis von 65—75 Gy verabreicht (Einzeldosis 2 Gy). Der „split" wurde nach Erreichen einer Dosis von 45—50 Gy durchgeführt. Auch die zweite Bestrahlungsserie erfolgte simultan mit der Zytostatikkombination. Tabelle 18 zeigt die Patientendaten.

Von den 15 Patienten erhielten 11 wie vorgesehen die Kombinationsbehandlung. Bei zwei Patienten wurde die Chemotherapie nur einmalig verabreicht. Bei weiteren zwei Patienten konnte aufgrund der Nebenwirkungen bzw. Verschlechterung ihres Allgemeinzustandes nur bis zu einer Dosis von 40 bzw. 47,5 Gy bestrahlt werden.

Ergebnis

Nach einer Beobachtungszeit von 14—25 Monaten wurde eine vorläufige Auswertung der Ergebnisse durchgeführt. Von den 15 behandelten Patienten sind 10 am Leben. Die beiden Patienten, bei welchen die volle Bestrahlungsdosis nicht verabreicht werden konnte, verstarben nach 6 bzw. 7 Monaten an progredienter Tumorerkrankung. Von jenen Patienten, die nur einmal die Chemotherapie appliziert be-

Tabelle 18. Radio-Chemotherapie bei lokal rezidivierendem Rektumkarzinom (n = 15), Patientendaten

Weiblich:	7
Männlich:	8
Alter:	43—70 Jahre
Histologie:	mittel-, undifferenziertes Adenokarzinom

Ersttherapie:

Abdomino-perineale Exstirpation:	9
Tiefe vordere Resektion:	6

Stadium (Dukes) bei der Ersttherapie:

B:	4
C:	10
D:	1

Latentzeit: Erstoperation-Rezidivdiagnose: 12—48 Monate

Symptome-Klinik:

Schmerzen:	11
Hydronephrose:	3
CEA-Erhöhung:	10

kamen, ist ein Patient klinisch-radiologisch tumorfrei am Leben. Der zweite Patient verstarb 13 Monate nach der Therapie, die durchgeführte Obduktion ergab keinen Hinweis für ein Rezidivgeschehen. Von den protokollgemäß behandelten Patienten ist die Überlebensrate 9/11. Tabelle 19 zeigt eine Zusammenfassung der Behandlungsergebnisse.

Tabelle 19. Radio-Chemotherapie bei lokal rezidivierendem Rektumkarzinom (n = 15) (MMC + 5-FU + RT)

	n	tumorfrei	Lokal-rezidiv	Fernmeta-stasen
Leben	10	5	2	3
Verstorben	5	1	2	2

6 von 11 Patienten mit Schmerzsymptomatik zeigten eine deutliche Besserung, 3 Patienten erfuhren eine Linderung ihrer Beschwerden, während 2 Patienten keine Verbesserung angaben. Bei 3 Patienten mit einer Hydronephrose fand sich

nach der Therapie keine Abflußbehinderung mehr. Von den 10 Patienten mit erhöhtem CEA-Titer zeigten 8 eine Verringerung des Wertes, bei 4 Patienten normalisierte er sich völlig.

Die Nebenwirkungen waren stärker, als man es von einer alleinigen Radiotherapie gewohnt war. Sieben Patienten gaben Übelkeit und Stuhlunregelmäßigkeiten an, ein Patient zeigte eine vorübergehende radiogene Zystitis (siehe Abb. 7). Vier Patienten wiesen hämatologische Nebenwirkungen auf, besonders auffallend war die Thrombozytopenie, die bei einem Patienten mit einem Wert von 22.000/mm^3 ihren Tiefpunkt erreichte.

Bei der Analyse der Ergebnisse läßt sich feststellen, daß das Ansprechen des Rezidivtumors auf eine Kombinationstherapie besser ist als bei der alleinigen Radiotherapie. Es

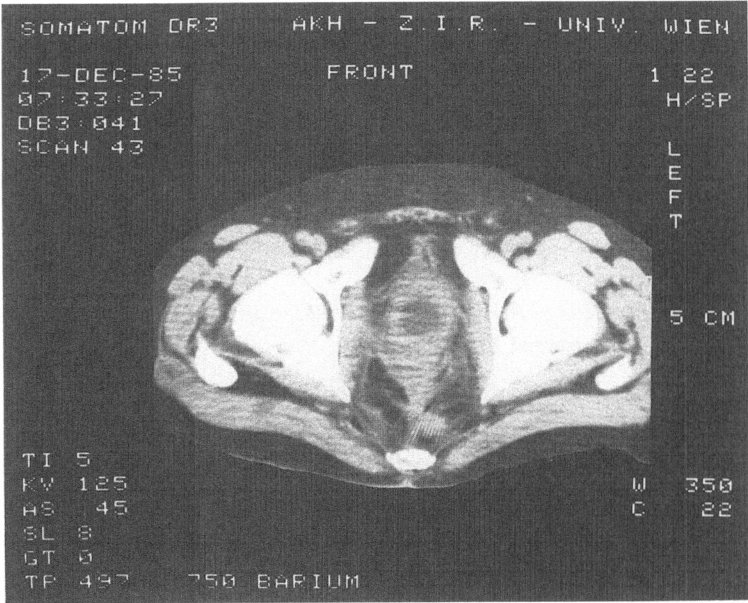

Abb. 7. Blasenwandverdickung im Sinne einer radiogenen Zystitis nach erfolgter Radio-Chemotherapie mit MMC + 5-FU und 76 Gy

bleibt der Zukunft überlassen, inwiefern dieser Eindruck in einer höheren Heilungsrate resultiert. Sischy (1985) fand bei einem ähnlichen Regime 5-Jahres-Überlebensraten von 9,9 %. Obwohl nur 22 Patienten in der Studie aus den USA behandelt wurden, ist dies doch ein Hinweis, daß die kombinierte Behandlung einen therapeutischen Gewinn darstellen kann.

Die Nebenwirkungen bei den an der Universitätsklinik für Strahlentherapie und Strahlenbiologie Wien behandelten Patienten sind in erster Linie auf das große Behandlungsvolumen zurückzuführen. Dasselbe chemotherapeutische Regime führte bei Mundhöhlen- und Oropharynxkarzinomen, wo die Integraldosis wesentlich geringer ist, zu keinen hämatologischen Nebenwirkungen (Dobrowsky et al. 1987). Obwohl die Toxizität der kombinierten Behandlung die der alleinigen Radiotherapie übersteigt, bedurften ihre Nebenwirkungen keiner aktiven Therapie.

Mit großer Wahrscheinlichkeit ist das Ergebnis der kombinierten Therapie der ausschließlichen Radiotherapie überlegen. Die Überlebenszahlen nach 2 Jahren bei alleiniger Radiotherapie von Lokalrezidiven des Rektumkarzinoms betragen an der Universitätsklinik für Strahlentherapie und Strahlenbiologie Wien unter 30 % (Dobrowsky and Schmid, 1985), bei den kombiniert Behandelten ist eine Zahl von 50 bis 60 % anzunehmen.

Neue Behandlungsalternativen bei lokalrezidivierenden Rektumkarzinomen (Abb. 8—11)

Wegen der relativ guten Erfahrungen mit der kombinierten simultanen Radio-Chemotherapie (systemische Chemotherapie) mit MMC und 5-FU bei Beckenrezidiven an der Universitätsklinik für Strahlentherapie und Strahlenbiologie in Wien wurden Versuche unternommen, um die Ergebnisse weiter zu verbessern. Durch eine intraarterielle Chemotherapie wird eine höhere lokale Konzentration des Zytostatikums erreicht, wodurch eine Therapieverbesserung erreicht werden kann.

Seit 1987 wird eine kombinierte, lokale, intraarterielle Chemotherapie mit MMC und 5-FU simultan mit der Radiotherapie bei rezidivierenden Rektumkarzinomen durchgeführt.

Anhand einer Fallbeschreibung soll die Durchführung, Verträglichkeit und der Effekt der Behandlung erörtert werden.

Die Patientin, geb. 1925, wurde im April 1986 wegen eines tiefsitzenden, invasiven, exulzerierten, tubulären Adenokarzinom niedriger Gewebsreife operiert (abdomino-perineale Rektumexstirpation) und auch die metastatisch befallenen Lymphknoten exstirpiert. Zudem bestand der Verdacht auf eine große solitäre Lebermetastase, die sich jedoch während der postoperativen Kontrollsonographien nicht veränderte. Im Februar 1987 traten zunehmende Schmerzen in der Steißbeinregion auf sowie intermittierende vaginale (St. p. Wertheimoperation) Blutungen. Eine Unterbauchsonographie zeigte eine 6×7 cm große Raumforderung im Präsacralbereich. Eine gynäkologische Untersuchung ergab, daß der Rezidivtumor bereits den Scheidenblindsack infiltrierte. Die beträchtliche Schmerzsymptomatik konnte nur durch Zufuhr von Morphinderivaten gelindert werden. Die strahlentherapeutische Behandlung wurde in Zusammenarbeit mit dem Zentralen Institut für Radiodiagnostik der Universität Wien durchgeführt. Als erster Schritt erfolgte eine digitale transarterielle Beckenübersichtsangiographie mit selektiver Darstellung der A. mesenterica inferior und der linksseitigen A. iliaca interna. Es fand sich ein 8—10 : 7 cm großer, hypervaskularisierter Tumor, der von der A. iliaca interna sin. gespeichert wurde. Nachdem der Katheter in der linken A. iliaca interna gelegt und fixiert wurde, begann die zytostatische Therapie. Es wurden 25 mg Mitomycin C intraarteriell im Bolus verabreicht. Simultan mit der Chemotherapie wurde die Radiotherapie begonnen. Nach Computerberechnung der Dosisverteilung wurde eine sakrale, monoaxiale Pendelbestrahlung durchgeführt (siehe Abb. 8 und 9). Nach

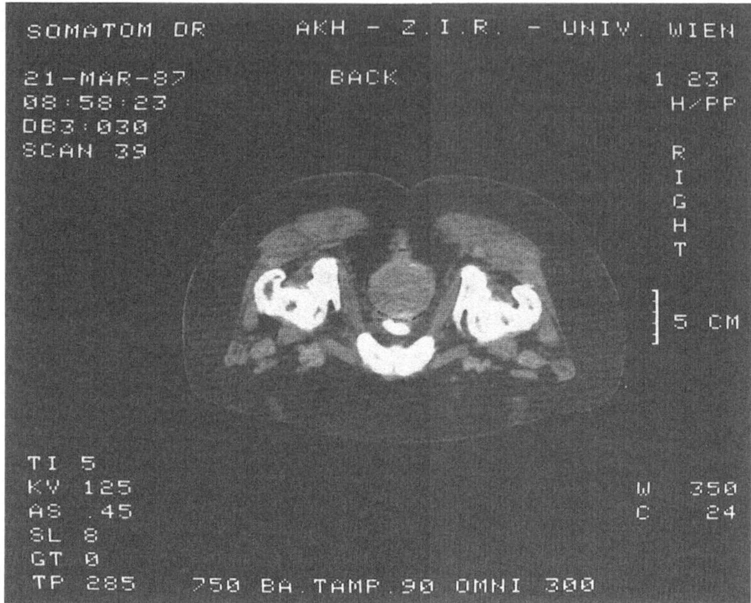

Abb. 8. CT-Schnitt zur Bestrahlungsplanung (markiertes Zielgebiet)

der ersten Bestrahlung wurde eine kontinuierliche Infusion von 1250 mg 5-FU pro 24 Stunden unter Zugabe von Heparin und Corticoiden begonnen und über fünf Tage verabreicht.

Schon nach zwei Tagen war die Patientin ohne Analgetika schmerzfrei. Es traten während der Chemotherapie keinerlei Komplikationen auf; der intraarterielle Katheter wurde am 6. Tag entfernt und die Patientin konnte die weiteren Bestrahlungen ambulant durchführen. Insgesamt wurde eine Strahlendosis von 50 Gy in sechs Wochen verabreicht. Bis auf eine passagere feuchte Epitheliolyse in der Crena ani wurden die Bestrahlungen gut toleriert.

Tabelle 20 zeigt das Verhalten der Tumormarker vor, während und unmittelbar nach der Therapie.

Während der Therapie trat eine etwa 10%ige Abnahme der Blutparameter (Leuko, Thrombo, Ery, Hb) auf.

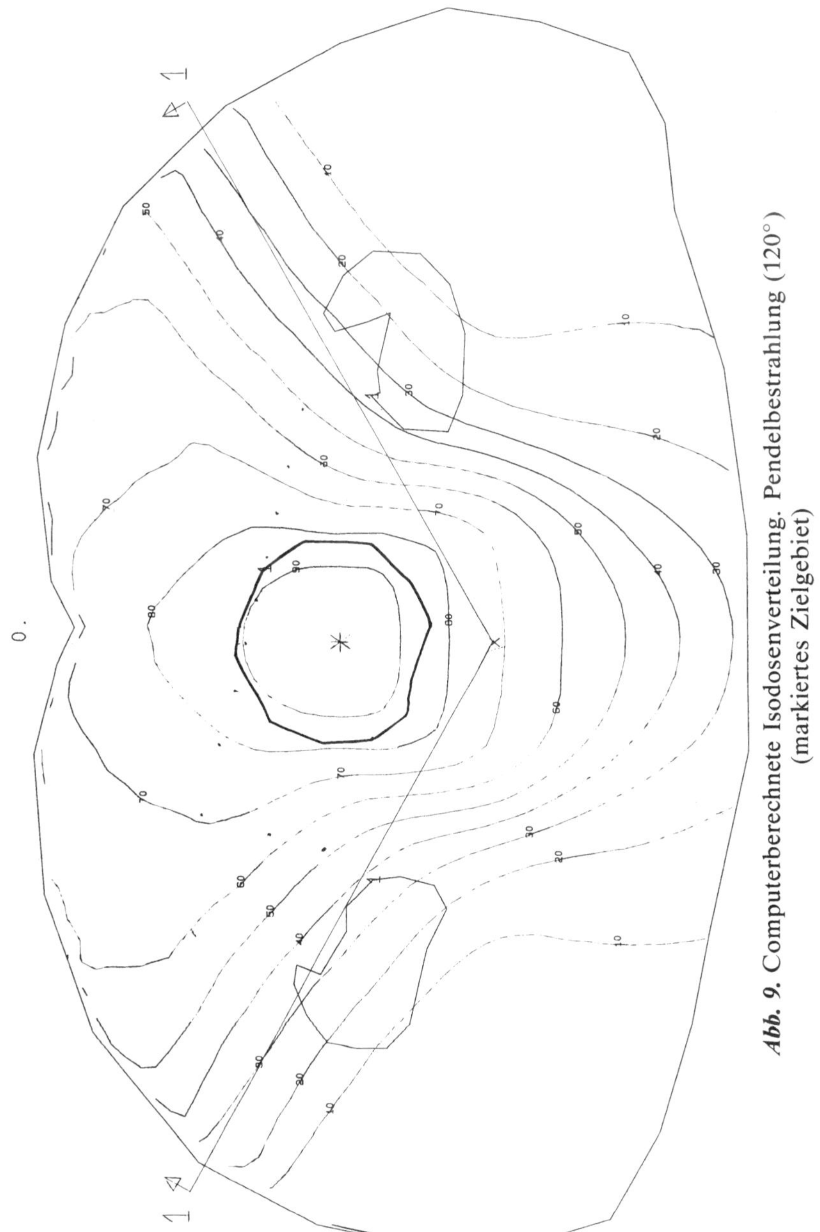

Abb. 9. Computerberechnete Isodosenverteilung. Pendelbestrahlung (120°) (markiertes Zielgebiet)

Tabelle 20. Verhalten der Tumormarker vor, während und unmittelbar nach der Therapie (MMC + 5-FU i. a. + RT)

	CEA (ng/ml)	TPA (U/l)	CA 19.9 (U/ml)
vor	140,5	377	5
während	80,0	235	5
nach	80,0	92	5

Vier Wochen nach Beendigung der Radiotherapie wurde eine Computertomographie durchgeführt. Hierbei zeigte sich, daß der Tumor beträchtlich an Größe abgenommen hatte (Abb. 10 und 11). Aufgrund der Größenabnahme wurde die Patientin der Chirurgie vorgestellt und die operative Sanierung des Rezidivtumors geplant. Die Resektion der

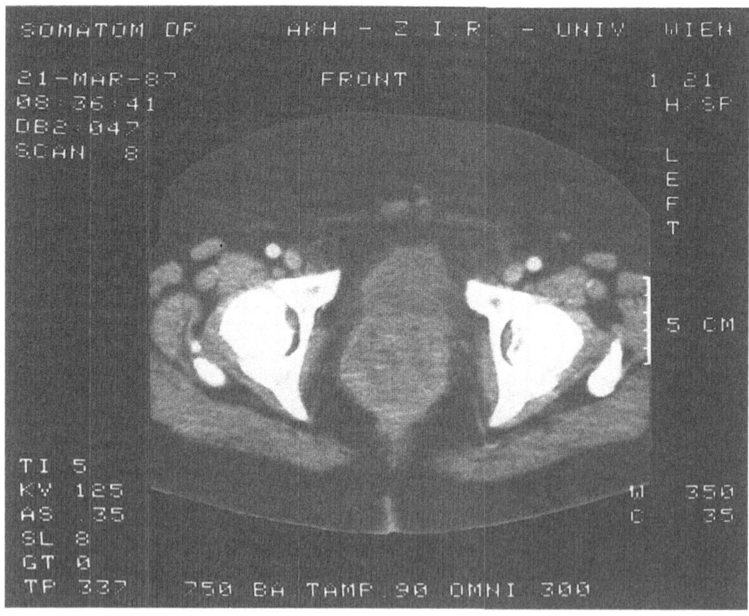

Abb. 10. Präsakrales-retrovesicales Rektumkarzinomrezidiv (Prätherapeutisch)

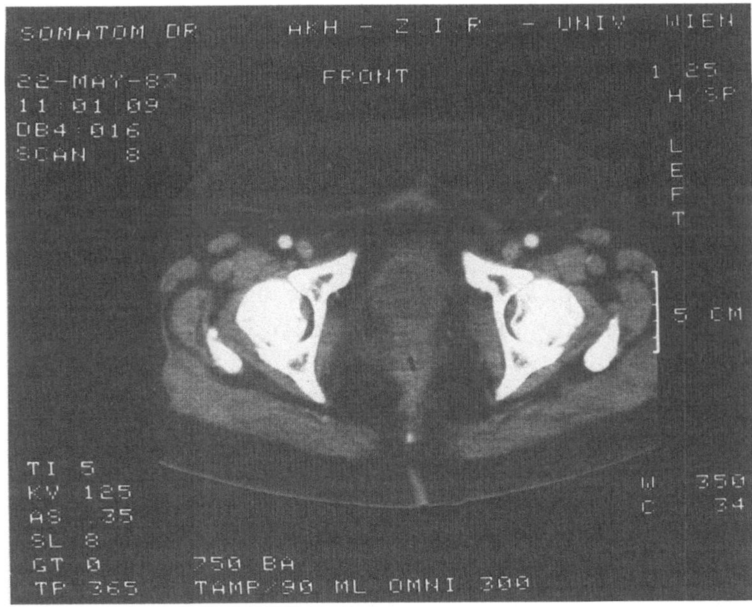

Abb. 11. Präsakrales-retrovesicales Rektumkarzinomrezidiv nach kombinierter Therapie (Intraarterielle Chemotherapie mit MMC und 5-FU und simultane Radiotherapie)

solitären hepatalen Metastase sollte in einer zweiten Sitzung erfolgen. Eine Computertomographie der Leber zeigte nun bereits neben dem einen solitären Herd mehrfache, diffus verstreute Lebermetastasen, sodaß von einer möglichen kurativen Operation des Beckenrezidivs Abstand genommen wurde. Die von seiten des Lokalrezidivs beschwerdefreie Patientin wurde anschließend wegen der multiplen Lebermetastasen einer Chemotherapie mit 5-FU und Leucovorin zugeführt.

Dieser Fall zeigt die Effektivität der simultanen kombinierten intraarteriellen Chemotherapie mit der Radiotherapie, durch die auch große Rezidivtumoren eine beachtliche Remission erfahren. Die subjektive und objektive Verträglichkeit war gut und die Durchführung der Therapie komplikationslos.

Neue Ansätze bei der Radiotherapie von Beckenrezidiven erfolgen auch durch die Verwendung eines Gewebeexpanders (Abb. 12A und 12B). Hierdurch ist es möglich, einen größeren Anteil des Dünndarmes aus dem Bestrahlungsfeld zu dislozieren, um die Nebenwirkungen zu dezimieren. Die operative Implantation des Gewebeexpanders kann auch mit einer gleichzeitigen Iridium-Implantation erfolgen, wodurch es möglich ist, höhere Strahlendosen im Zielvolumen zu verabreichen. Abb. 12 zeigt einen CT-Schnitt mit implantiertem Gewebeexpander und Hohlschläuchen für eine Ir-192-Beladung.

Nach erfolgter Brachytherapie kann der Gewebeexpander in Lokalanästhesie leicht entfernt werden. Erste Versuche mit dieser Methode sind erfolgversprechend, Langzeitergebnisse liegen jedoch noch nicht vor.

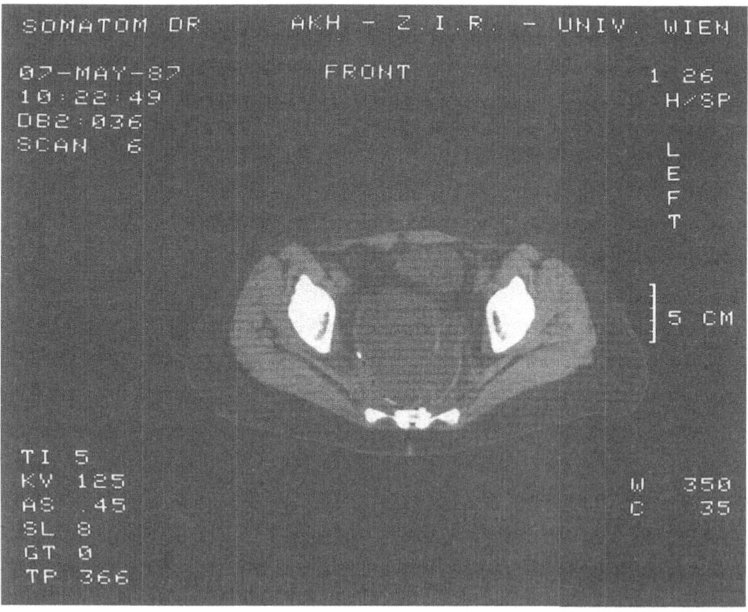

Abb. 12A. CT-Schnitt in Höhe eines Gewebeexpanders, implantiert zur Verlagerung von strahlensensibleren Dünndarmanteilen

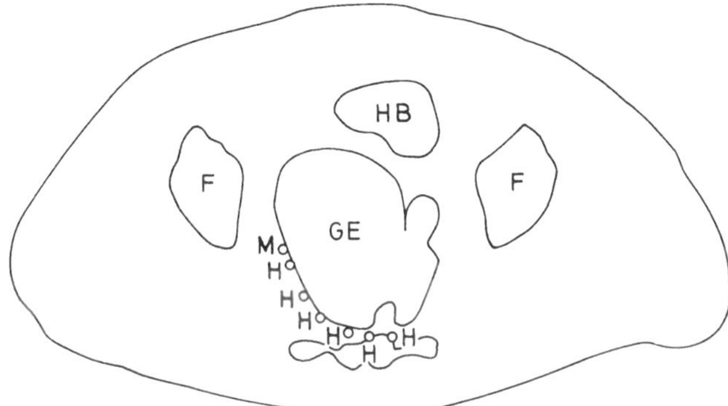

Abb. 12 B. Schematische Darstellung zur Abb. 12A. *F* Femur, *H* Hohlschläuche für Ir^{192}, *M* Metallclips, *GE* Gewebeexpander, *HB* Harnblase

Behandlung von Lebermetastasen

Prinzipiell besteht die Möglichkeit, Lebermetastasen chirurgisch, radiotherapeutisch, zytostatisch oder kombiniert zu behandeln.

Unbehandelt führt eine Lebermetastasierung unweigerlich innerhalb 1,4—9 Monaten (medianes Überleben) zum Tode (Pettavel et al. 1978, Jaffe et al. 1968, Flanagan et al. 1967, Pestana et al. 1964).

Bei solitären, lokalisierten oder kleinen Metastasen werden mittlere Überlebenszeiten von 10,6—21,5 Monaten berichtet (Pettavel et al. 1978, Wood et al. 1976).

Radiotherapie und zytostatische Chemotherapie können lediglich als palliative Maßnahme angesehen werden. Als einzige kurative Therapie gilt die chirurgische Behandlung.

Operation

Die Indikation zur Leberteilresektion bei Metastasen besteht, wenn diese lokalisiert sind und sonst kein weiteres Tumorgeschehen nachzuweisen ist. Laut Pettavel und Morgenthaler (1978) und Bengmark und Hafström (1969) findet sich bei etwa 5 % aller Patienten eine synchrone Metastasierung, bei der eine kurative Resektion möglich erscheint. Eine vergleichbare Inzidenz an metachronen, resektablen Metastasen kann angenommen werden.

Es besteht kein prognostischer Unterschied, ob die Metastasen zur Zeit der Primäroperation oder im Verlauf der Nachkontrollen (synchron oder metachron) diagnostiziert wurden.

Foster (1978) erzielte ein 5-Jahres-Überleben bei Resektion von Lebermetastasen bei 22 % der Patienten bei einer Operationsmortalität von 5 %. Bei der Analyse der Metastasen zeigte sich eine 30 %ige 5-Jahres-Heilung bei solitären Herden gegenüber 13 % bei multiplem Auftreten. Die prognostische Bedeutung der solitären Erscheinungsform der Sekundaria wird auch in der Studie von Wilson and Adson (1976) verdeutlicht. Die 5-Jahres-Überlebensrate war 15/40 bei solitärer Metastasierung, bei multiplem Befall verstarben alle Patienten innerhalb von 5 Jahren. Obwohl diese Zahlen den Wert einer Leberteilresektion bei multiplen Metastasen in Frage stellen, haben andere Untersucher keinen Unterschied im Überleben festgestellt, ohne jedoch etwaige Selektionskriterien bei multiplem Befall anzugeben (Fortner et al. 1984, Wagner et al. 1984).

Radiotherapie

Die Rolle der Radiotherapie bei der Behandlung von Lebermetastasen besteht in einer palliativen Verkleinerung der Herde bzw. in einer symptomatischen Therapie bei bestehenden Schmerzen. Bedingt durch die Strahlensensibilität des normalen Leberparenchyms kann keine kurative Bestrahlung von Metastasen komplikationslos erfolgen.

Schon eine Dosis von 30 Gy in 3 Wochen kann zu einer radiogenen Hepatitis führen. Die Folgen einer inadäquaten Bestrahlung führen innerhalb 1—3 Monaten zu einer Hepatitis, vergesellschaftet mit Aszites, Gefäßobstruktion und portaler Hypertension und geht in der Folge in eine Leberzirrhose über (Reed und Cox 1966). Ingold et al. (1965) konnten eine Dosis-Effekt-Beziehung aufstellen. Bei einer Dosis von

30—34,5 Gy trat eine Hepatitis bei 1/9 bestrahlten Patienten auf, bei einer Dosis von 35—39,5 Gy zeigten 5/9 diese Komplikation.

Durch eine Bestrahlung der Leber mit etwa 25 Gy im Zeitraum von 3 Wochen konnte bei symptomatischen Patienten eine gute Palliation in 70—95 % der Fälle erreicht werden (Prasad et al. 1977, Philips et al. 1954, Scherman et al. 1978). Die Dauer der Palliation betrug 4,5—9 Monate.

Wegen der relativ niedrigen Toleranzdosis der Leber gegenüber der ionisierenden Bestrahlung sind Versuche unternommen worden, die Effektivität der Radiotherapie bei mäßigen Dosen zu erhöhen. Durch Zugabe eines Zytostatikums hoffte man, eine verstärkte Wirkung der Bestrahlung zu erzielen.

Durch eine simultane kombinierte Radio-Chemotherapie (30 Gy/3 Wochen, 6—10 mg 5-FU/kg/24 h intraarteriell) erzielten Barone et al. (1979) eine symptomatische Ansprechrate von 70 % bei einem approximativen mittleren Überleben von 9 Monaten. Bei 2 Patienten traten Zeichen einer radiogenen Hepatitis auf, sonst waren die Nebenwirkungen gering und von vorübergehender Natur. Trotz relativ aufwendiger Therapie — operative Ligation der A. gastrica dextra, intraoperative Plazierung des Katheters in die A. hepatica communis — sind die Ergebnisse nicht wesentlich besser als bei einer alleinigen Radiotherapie. Ähnliche Ergebnisse wurden von Rotman et al. (1986) erzielt. Bei dieser Studie wurde 5-FU intravenös verabreicht (25 mg/kg/24 h Tag 1—5, Woche 1, 3 und 5), die Bestrahlung erfolgte simultan mit der Chemotherapie (Split-course, 27,25 Gy ± 5 Gy). Eine symptomatische Palliation wurde bei 83 % der Patienten erzielt. Patienten mit einem objektiven Ansprechen überlebten im Mittel etwa 10 Monate, Patienten ohne Effekt etwa 4 Monate. Die Nebenwirkungen waren gering, in keinem Fall trat eine radiogene Hepatitis auf.

Auch die intraarterielle Verabreichung einer Kombination von 5-FU, Methotrexat und Adriamycin mit simultaner Radiotherapie (21 Gy in 7 Fraktionen) brachte keine wesentliche Verbesserung (medianes Überleben 6,5 Monate) (Volberding et al. 1982) gegenüber 5-FU als Monosubstanz.

Chemotherapie

Die zytostatische Chemotherapie kann entweder systemisch-intravenös oder gezielt intraarteriell erfolgen.

Zahlreiche Studien mit unterschiedlichen intravenös verabreichten zytostatischen Kombinationen wurden durchgeführt. Außer einer Palliation oder objektiver Teilremission zeigte sich nur in Ausnahmefällen ein wesentlicher Therapieeffekt. Die meisten Publikationen berichten über eine gewisse Lebensverlängerung und fallweise komplette Remissionen, die jedoch bei den üblicherweise kleinen Fallzahlen nur anekdotischen Wert haben.

Die am meisten untersuchte Substanz ist das 5-FU, das in etwa 20—25 % eine objektive Remission bewirkt (Kemeny 1983). Durch die Kombination von 5-FU mit Methyl-CCNU und Vincristin (MOF), wurde keine Verbesserung der Remissionsrate erzielt (Buroker et al. 1978, Kemeny et al. 1979, Baker et al. 1976, MacDonald et al. 1976).

Bei der Zugabe von Streptozotozin zu diesem Regime (MOF-Strep) konnte eine Verbesserung notiert werden, es wurden Ansprechraten von 33 % berichtet (Kemeny et al. 1983).

Machover et al. (1982) berichteten über ihre Ergebnisse der Kombination 5-FU und Leucovorin. Sie behandelten 30 Patienten mit fortgeschrittenem kolo-rektalen Karzinom. Von 27 Patienten mit Leberbefall zeigten ein Drittel eine Remission der Metastasen, ein Drittel keine Änderung und bei einem Drittel kam es zu einer Tumorprogression. Eine Remissionsrate von etwa 30 % bei dieser Kombination wurde auch durch andere Autoren bestätigt (Bertrand et al. 1985, Barone et al. 1985, Schmoll and Le Blanc 1985).

Seit etwa 25 Jahren wird auch die direkte intraarterielle Verabreichung zytostatischer Substanzen über die A. hepatica durchgeführt. Es gibt unterschiedliche Techniken, diese

Therapie durchzuführen. Man unterscheidet im wesentlichen den Zugang zur A. heptatica durch eine chirurgische Freilegung des Gefäßes, eine perkutane Katheterplazierung über die A. femoralis, A. axillaris oder A. brachialis. Durch die subkutane Implantation eines permanenten Reservoirs (Port-A-Cath) wurden einige technische Probleme und damit verbundene Nebenwirkungen zufriedenstellend gelöst (Ansfield et al. 1975).

Durch die intraarterielle Gabe des Zytostatikums können gezielter höhere Dosierungen verabreicht werden, ohne eine Steigerung der systemischen Nebenwirkungen zu verursachen, da die Substanzen rasch in der Leber metabolisiert werden. Tabelle 21 zeigt einige Ergebnisse dieser Therapieform.

Tabelle 21. Intraarterielle Chemotherapie bei Lebermetastasen kolorektaler Karzinome

Autor	Substanz(en)	Remissionsrate (%)
Ansfield et al. 1975	5-FU	55
Buroker et al. 1976	5-FUDR	35
Oberfield et al. 1979	5-FU	54
Grage et al. 1979	5-FU	34
Theodors et al. 1981	MMC + 5-FU	56
Patt et al. 1980	MMC + 5-FUDR	60
Cowan et al. 1982	MMC + 5-FU	29
Fortuny et al. 1975	MMC	50

Inwieferne die höheren Remissionsraten zu einer eindeutigen Lebensverlängerung führen, ist unsicher und wird diskutiert (Grage et al. 1979).

Behandlung von Lungenmetastasen

Bei etwa 15 % aller Patienten mit einem kolorektalen Karzinom treten Lungenmetastasen auf, die in 2 % der Fälle solitär vorkommen (Schulten et al. 1976). Obwohl die Prognose eines metastasierenden Karzinoms schlecht ist, sind von manchen Autoren erstaunlich gute Ergebnisse berichtet worden. Tabelle 22 zeigt die Ergebnisse chirurgischer Therapien bei Lungenmetastasen.

Tabelle 22. 5-Jahres-Überlebensraten nach Operation von Lungenmetastasen im Rahmen eines Kolo-Rektalkarzinoms

Autor	Patienten	5-Jahres-Überleben (%)
Cahan et al. 1974	23	26
Wilkins et al. 1961	17	18
Morrow et al. 1980	16	13
Mountain et al. 1978	28	28
Mühe et al. 1982	24	30

Während die chirurgischen Ergebnisse im wesentlichen von dem Umstand unbeeinflußt bleiben, ob es sich um eine solitäre Metastase handelt oder mehrere, so ist das gleichzeitige Vorhandensein von metastatisch befallenen hilären oder mediastinalen Lymphknoten ein prognostisch schlechtes Zeichen (Wilkins et al. 1961, Takita et al. 1981, McCormick et al. 1978).

Bei einer niedrigen Mortalitätsrate von 1 % (Mühe et al. 1982) können selektierte Patienten, die sonst tumorfrei sind, durch die Resektion von Lungenmetastasen eine nicht unwesentliche Lebensverlängerung erfahren.

Man muß jedoch auch vor Augen haben, daß mehr als 50 % der Patienten mit einem solitären Lungenherd diesen durch ein primäres Bronchuskarzinom haben und nicht durch eine Metastasierung ihres Kolo-Rektalkarzinoms (Cahan 1969, Cahan et al. 1974).

Die Chemotherapie oder Radiotherapie haben in der Behandlung von Lungenmetastasen nur palliative Aufgaben und dienen hauptsächlich einer Schmerzlinderung.

Der Einsatz der Radiotherapie beim Rektumkarzinom hat folgende Möglichkeiten und Ziele:

1. Primär kurative Therapie bei kleinen selektierten Frühkarzinomen (endokavitäre Radiotherapie)
2. Adjuvante Therapie bei primär resektablen Tumoren mit höherem Lokalrezidivrisiko
3. Postoperative Therapie bei inkomplett operierten Karzinomen
4. Präoperative Therapie bei primär „inoperablen“ Tumoren
5. Therapie des Lokalrezidives (gute Palliation, kurative Therapie möglich)
6. Therapie von Fernmetastasen (palliative Therapie).

Literatur

Abe M, Takahashi M (1982) Klinische Erfahrungen mit der intraoperativen Strahlentherapie von lokal fortgeschrittenen Karzinomen. Strahlentherapie 158: 585—593

Adalsteinsson B, Glimelius B, Graffmann S et al (1985) Computed tomography in staging of rectal carcinoma. Acta Radiol Diagn 26: 45—55

Adloff M, Arnaud JP, Schloegel M, Thibaud D (1985) Factors influencing local recurrence after abdominoperineal resection for cancer of the rectum. Dis Colon Rect 28: 413—415

Alaiz BJ, Green MR, Lindström ER, Butcher jr HR (1981) Anatomical prognostic factors after abdominal perineal resection. Int J Radiat Oncol Biol Phys 7: 477—484

Alderman SJ, Aprile IJ, Butler JJ (1981) The value of postoperative irradiation in the treatment of adenocarcinoma of the rectum and rectosigmoid colon. Int J Radiat Oncol Biol Phys 7 [Suppl] 1: 71 (abstr)

Allen CV, Fletcher WS (1972) A pilot study on preoperative irradiation of rectosigmoid carcinoma. Am J Roentgenol 114: 504—508

Ansfield F, Ramirez G, Davies H et al (1975) Further clinical studies with intrahepatic arterial infusion with 5-FU. Cancer 36: 2413—2417

Astler V, Coller F (1954) The prognostic significance of direct extension of carcinoma of the colon and rectum. Ann Surg 139: 846—851

Bacon HE (1949) Anus, rectum, sigmoid colon, 3rd edn. Lippincott, Philadelphia

Baker LH, Talley RW, Matter R et al (1976) Phase III comparison of the treatment of advanced gastrointestinal cancer with bolus weekly 5-FU versus methyl-CCNU plus bolus weekly 5-FU. A southwest oncology group study. Cancer 38: 1—7

Balslev I, Pedersen M, Teglbjaerg PS et al (1986) Postoperative radiotherapy in Duke's B and C carcinoma of the rectum and rectosigmoid. Cancer 58: 22—28

Balslev I, Pedersen M, Teglbjaerg PS et al (1986) Major or local surgery for cure in early rectal and sigmoid carcinoma — a prospective evaluation. Eur J Surg Oncol 12: 373—377

Barone RM, Byefield JE, Frankel S (1979) Combination infusional 5-FU and radiation therapy for the treatment of metastatic carcinoma of the colon to the liver. Dis Colon Rectum 22: 376—382

Barone C, Astone A, Garufi C et al (1969) High dose folinic acid plus fluorouracil in advanced colorectal cancer. Proc Europ Conf Clin Oncol 3: 413 (abstr)

Bengmark S, Hafstöm L (1969) The natural history of primary and secondary malignant tumors of the liver. Cancer 23: 198—202

Bayer I, Turani HO, Lurie H, Chaimoff C (1985) The sandwich approach: Irradiation — surgery — irradiation in rectal cancer. Dis Colon Rectum 28: 222—224

Berge T, Ekelund G, Mellner C, Pihl B, Wenckert A (1973) Carcinoma of the colon and rectum in a defined population. Acta Chir Scand [Suppl] 438

Bertrand M, Doroshow J, Multauf P et al (1985) High dose folinic acid by continous infusion and i. v. bolus 5-FU in patients with advanced colorectal cancer: a randomized study. Proc Am Soc Clin Oncol 4: 287 (abstr)

Bess MA, Adson MA, Elveback LR, Moertel CG (1980) Rectal cancer following colectomy for polyposis. Arch Surg 115: 460—467

Beynon J, Mortensen NJMcC, Foy DMA, Channer JL, Virjee J, Goddard P (1986) Preoperative assessment of local invasion in retal cancer: digital examination, endoluminal sonography or computed tomography? Br J Surg 73: 1015—1017

Biggers OR, Beart jr RW, Ilstrup DM (1986) Local excision of rectal cancer. Dis Colon Rectum 29: 374—377

Bohndorf W, Richter E, Aydin H (1984) CT-Diagnostik und Strahlentherapie lokaler Rezidive nach Operation eines Rektumkarzinoms. Strahlentherapie 160: 318—323

Bolton PM, Mander AM, Davidson JM, et al (1975) Cellular immunity in cancer: comparison of delayed hypersensitivity skin rests in three common cancers. Br Med J 3: 18—20

Boulis Wassif S, Gérard A, Loygue J, et al (1984) Final results of a randomized trial on the treatment of rectal cancer with preoperative radiotherapy alone or in combination with 5-fluorouracil, followed by radical surgery. Cancer 53: 1811—1818

Burchenal JH (1976) Adjuvant therapy-theory, practice and potential. Cancer 37: 46—57

Burkitt DP (1971) Epidemiology of cancer of the colon and rectum. Cancer 28: 3—13

Buroker T, Samson M, Correa J et al (1976) Hepatic artery infusion of 5-FUDR after prior systemic 5-fluorouracil. Cancer Treat Rep 60: 1277—1279

Buroker TR, Kim PN, Groppe C et al (1978) 5-FU infusion with mitomycin-C versus 5-FU infusion with Methyl-CCNU in the treatment of advanced colon cancer. Cancer 42: 1228—1233

Bussey HJR (1975) Familial polyposis coli. John Hopkins University Press, Baltimore

Butch RJ, Stark DD, Wittenberg J et al (1986) Staging rectal cancer by MR and CT. Am J Roentgenol 146: 1155—1160

Cahan WG (1969) Multiple primary cancers, of which one is lung. Surg Clin North Am 49: 323—335

Cahan WG, Castro EB, Hajdn SI (1974) The significance of a solitary lung shadow in patients with colon carcinoma. Cancer 33: 414—421

Cade S (1950) Malignant disease and its treatment by radium, 2nd edn. Simpkin Marshall, London

Carter SK, Friedmann M (1974) Combined modality treatment of large bowel carcinoma. Cancer Treat Rev 1: 114—128

Chaoul H, Wachsmann F (1953) Die Nahbestrahlung. G Thieme, Stuttgart

Chaoul H (1936) Die Behandlung operativ freigelegter Rektumkarzinome mit der Röntgennahbestrahlung. Münch Med Wochenschr 83: 972—974

Ciatto S, Pacini (1982) Radiation therapy of recurrences of carcinoma of the rectum and sigmoid after surgery. Acta Radiol Oncol 21: 105—109

Coller FA, Kay EB, MacIntyre RS (1940) Regional lymphatic metastases of carcinoma of the rectum. Surgery 8: 294—311

Combes PF, Gary-Bobo J, Naja A et al (1983) Cancers du rectum: radiothérapie préopératoire (344 cas). Bull Cancer 70: 317—322

Copeland E, Miller L, Jones R (1968) Prognostic factors in carcinoma of the colon and rectum. Am J Surg 116: 875—881

Cowan JD, Easterbrook J, Mills GM, McCracken JD (1982) Intrahepatic artery 5-Fluorouracil and Mitomycin-C in previous untreated patients with hepatic metastases from colorectal carcinoma. Milit Med 147: 220—223

Crile G, Turnbull RG (1972) The role of electrocoagulation in the treatment of carcinoma of the rectum. Surg Gynecol Obstet 135: 391—396

Dedkov IP, Zibina MA (1976) Intensive preoperative gamma-therapy in combined treatment of cancer of the rectum. Am J Proctol 27: 43—47

De Graaf PW, Roussel JG, Gortzak E, et al (1985) Early stage rectal cancer: electrofulguration in comparison to abdominoperineal extirpation or low-anterior resection. J Surg Oncol 29: 123—128

De Peyster FA, Gilchrist RK (1969) Pathology and manifestations of cancer of the colon and rectum. In: Turrel R (ed) Diseases of the colon and anorectum, 2nd edn. Saunders, Philadelphia

Devlin HB, Plant JA, Griffin M (1971) Aftermath of surgery for anorectal cancer. Br Med J 41: 3—18

Devroede GJ, Taylor WF, Sauer WG, Jackman RJ, Stickler GB (1971) Cancer risk and life expectancy of children with ulcerative colitis. N Engl J Med 285: 17—21

Dixon AK, Fry IK, Morson BC, et al (1981) Preoperative computed tomography of carcinoma of the rectum. Br J Rad 54: 655—659

Dobrowsky W, Schmid AP (1985) Radiotherapy of presacral recurrence following radical surgery for rectal carcinoma. Dis Colon Rectum 28: 917—919

Dobrowsky W, Dobrowsky E, Strassl H, Rausch EM, Braun O (1987) Präoperative Radio-Chemotherapie bei fortgeschrittenen Mundhöhlen- und Oropharynxkarzinomen. Dtsch Zschr Mund-Kiefer-Gesichtschir 11: 174—178

Dosoretz D, Gunderson LL, Hoskin B, et al (1983) Preoperative irradiation of localized carcinoma of the rectum and rectosigmoid: Patterns of failure, survival and future treatment strategies. Cancer 52: 814—181

Dukes CE (1932) The classification of cancer of the rectum. J Pathol 35: 323—332

Dunning EJ, Jones TE, Hazard JB (1951) Carcinoma of the rectum: A study of factors influencing survival following combined abdomino-perineal resection of the rectum. Ann Surg 133: 166—173

Duprat G, Chalaoui J, Sylvestre J, et al (1984) Intraarterial infusion chemotherapy in rectal cancer. Can J Surg 27; 57—59

Eddy DM, Nugent FW, Eddy JF, et al (1987) Screening for colorectal cancer in a high-risk population. Gastroenterology 92: 682—692

Emami B, Pilepich M, Willett C, Munzenrider JE, Miller HH (1982) Effect of preoperative irradiation on resectability of colorectal carcinoma. Int J Radat Oncol Biol Phys 8: 1295—1299

Faibisowicz S, Lalanne C, Sarrazin D (1966) La télécobaltothérapie du cancer du rectum à l'Institut G. Roussy. Ann Radiol 9: 833

Falk RE, MacGregor AB, Landi S, Ambus U, Langer B (1976) Immunostimulation with intraperitoneally administered bacille Calmette-Guérin for advanced malignant tumors of the gastrointestinal tract. Surg Gynec Obstet 142: 363—368

Falk RE, MacGregor AB, Ambus U, et al (1977) Combined treatment with BCG and chemotherapy for metastatic gastrointestinal cancer. Dis Colon Rectum 20: 215—222

Falkson G, Falkson HC (1976) Fluorouracil, methyl-CCNU, and vincristine in cancer of the colon. Cancer 38: 1468—1470

Fasching W (Hrsg) (1984) ACO, Manual der chirurgischen Krebstherapie. Facultas, Wien

Fitzwilliams DCL (1939) Inoperable carcinoma of the rectum. Lancet ii: 675—678

Flanagan LH, Foster JH (1967) Hepatic resection for metastatic cancer. Am J Surg 113: 551—557

Fleischmann JW, Kodner IJ, Fry RD, Walz B, Gilley MT (1985) Adenocarcinoma of the rectum. Results of radiotherapy and resection, endocavitary irradiation, local excision and preoperative clinical staging. Dis Colon Rectum 28: 810—815

Fortner JG, Silva JS, Colbey RB, et al (1984) Multivariant analysis of a personal series of 247 consecutive patients with liver metastases from colorectal cancer. I. Treatment by hepatic resection. Ann Surg 199: 306—316

Fortuny IE, Theologides A, Kennedy BJ (1975) Hepatic artery infusion for liver metastases from colon cancer: Comparison of mitomycin-C and 5-fluorouracil. Cancer Chemother Rep 59: 401—404

Foster JH (1978) Survival after liver resection for secondary tumors. Am J Surg 135: 389—394

Friedl HP (1984) Häufigkeit der Krebserkrankungen in Österreich. In: Fasching W (Hrsg) ACO-Manual der chirurgischen Krebstherapie. Facultas, Wien

Friedmann P, Pack WC, Afonya II, et al (1978) Adjuvant radiation therapy in colorectal carcinoma. Am J Surg 135: 512—518

Gastrointestinal Tumor Study Group (1984) Adjuvant therapy of colon cancer-results of a prospectively randomized trial. N Engl J Med 310: 737—743

Gérard A, Berrod JL, Pene F, et al (1985) Interim analysis of a phase III study on preoperative radiation therapy in resectable rectal carcinoma. Cancer 55: 2373—2379

Ghossein NA, Samala EC, Alpert S, et al (1981) Elective postoperative radiotherapy after incomplete resection of colorectal cancer. Dis. Colon Rectum 24: 252—256

Gilbert SG (1978) Symptomatic local tumor failure following abdomino-perineal resection. Int J Radiat Oncol Biol Phys 4: 801—807

Goligher JC (1975) Surgery of the anus, rectum and colon. 3rd edn. Baillière-Tindall, London

Grabbe E, Lierse W, Winkler R (1983) The perirectal fascia. Morphology and use in staging of rectal carcinoma. Radiology 149: 241—246

Grage TB, Vassilopoulos PP, Shingleton WW, et al (1979) Results of a prospective randomized study of hepatic artery infusion with 5-Fluorouracil versus intravenous 5-Fluorouracil in patients with hepatic metastases from colorectal cancer: A central oncology group study. Surgery 86: 550—555

Graham S, Dayal H, Swanson M, Mittelman A, Wilkinson G (1978) Diet in the epidemiology of cancer of the colon and rectum. J Natl Cancer Inst 61: 709—714

Gray LH: (1959) Cellular radiobiology. Radiat Res [Suppl] 1: 73—101

Greegor DH (1967) Diagnosis of large-bowel cancer in the asymptomatic patient. JAMA 201: 943—945

Grinell RS (1942) The lymphatic and venous spread of carcinoma of the rectum. Ann Surg 116: 200—215

Grossi CE, Wolff WI, Nealon TF, Pasternack P, Ginzburg L, Rousselot LM (1977) Intraluminal fluorouracil chemotherapy adjuvant to surgial procedure for resectable carcinoma of the colon and rectum. Surg Gynec Obstet 145: 549—554

Gunderson L, Sosin H (1974) Areas of failure found at reoperation (second or symptomatic look) following "curative surgery" for adenocarcinoma of the rectum. Cancer 34: 1278—1292

Gunderson LL, Dosoretz DE, Hedberg SE, et al (1983) Low-dose preoperative irradiation, surgery and elective postoperative radiation therapy for resectable rectum and rectosigmoid carcinoma. Cancer 52: 446—451

Gutterman JU, Mavligit GM, Hersh EM (1976) Chemoimmunotherapy of human solid tumors. Med Clin N Am 60: 441—462

Haeszel W, Berg JWE, Segi M, et al (1973) Large bowel cancers in Hawaiian Japanese. J Natl Cancer Inst 51: 1756—1779

Hafström L, Jönsson PE, Landberg T, et al (1979) Intraarterial infusion chemotherapy (5-Fluorouracil) in patients with inexstirpable or local recurrent rectal cancer. Am J Surg 137: 757—762

Hermanek P (1982) Aufgaben des Pathologen bei Diagnose und Therapie. In: Gall FP, et al (Hrsg) Das Rektumkarzinom. Perimed, Erlangen

Higgins jr GA, Conn JH, Jordan JH, et al (1975) Preoperative radiotherapy for colorectal cancer. Ann Surg 191: 624—631

Higgins jr GA, Humphrey E, Juler GL, et al (1976) Adjuvant chemotherapy in the surgical treatment of large bowel cancer. Cancer 38: 1461—1467

Higgins jr GA, Lee LE, Dwight RW, et al (1978) The case for adjuvant 5-fluorouracil in colorecal cancer. Cancer Clin Trials 1: 35

Higgins jr GA (1983) Current status of adjuvant therapy in the treatment of large bowel cancer. Surg Clin North Am 63: 137—150

Hildebrandt U, Feifel G (1985) Preoperative staging of rectal cancer by intrarectal ultrasound. Dis Colon Rectum 28: 42—46

Hoekstra HJ, Verschueren RCJ, Oldhoff J, van der Ploeg E (1985) Palliative and curative electrocoagualtion for rectal cancer. Cancer 55: 210—213

Hoskins B, Gunderson LL, Dosoretz D, Galdabini J (1980) Adjuvant postoperative radiotherapy in carcinoma of the rectum and rectosigmoid. Int J Radiat Oncol Biol Phys 6: 1380 (abstr)

Hoover jr HC, Surdyke M, Dangel RB, et al (1985) Prospectively randomized trial of adjuvant active-specific immunotherapy for human colorectal cancer. Cancer 55: 1236—1243

Hultborn KA (1952) Cancer of the colon and rectum. Acta Chir. Scand [Suppl] 172

Ingold JA, Reed GB, Kaplan HS, et al (1965) Radiation hepatitis. Am J Roentgenol 93: 200—208

Jackman RJ (1961) Conservative management of selected patients with carcinoma of the rectum. Dis Colon Rectum 4: 429—434

Jaffe BM, Donegan WL, Watson F, et al (1968) Factors influencing survival in patients with untreated hepatic metastases. Surg Gynecol Obstet 127: 1—11

James RD, Schofield PF (1985) Resection of "inoperable" rectal cancer following radiotherapy. Br J Surg 72: 279—281

Jelden G, Dhaliwal R, Rodriquez-Antunez A, et al (1976) Definitive treatment of carcinoma of the rectum by intracavitary radiation therapy. Am J Roentgenol 126: 877—879

Jelden G, Dhaliwal R, Lavery I, et al (1981) Definitive treatment of rectal carcinoma with intracavitary radiation therapy. Int J Radiat Oncol Biol Phys 7: 1207

Johnsson A, Cavallin-Ståhl E (1987) Strålbehandling av rectalcancerrecidiv. Måttlig effekt — kort duration. Läkartidningen 84: 1938—1939

Kärcher KH (1983) Radiotherapeutische Onkologie. Maudrich, Wien

Kärcher KH (1975) Krebsbehandlung als interdisziplinäre Aufgabe. Springer, Berlin Heidelberg New York

Kemeny N, Yagoda A, Brown D Jr, Golbey RB (1979) A randomized study of two different schedules of methyl CCNU, 5-FU and vincristine for metastatic colorectal carcinoma. Cancer 43: 78—82

Kemeny N, Yagoda A, Brown D (1983) Metastatic colorectal carcinoma: A prospective randomized trial of methyl CCNU, 5-Fluorouracil (5-FU) and vincristine (MOF) vs. MOF plus streptozotocin (MOF-strep.). Cancer 51: 20—25

Kemeny N (1983) The systemic chemotherapy of hepatic metastases. Semin Oncol 10: 148—158

Killingback MJ (1985) Indications for local excision of rectal cancer. Br J Surg 72 [Suppl] 54—56

Kligerman MM, Urdaneta N, Knowlton A, et al (1972) Preoperative irradiation of rectosigmoid carcinoma including its regional lymph nodes. Am J Roentgenol 144: 498—503

Kligerman MM, Urdaneta-Lafee N (1974) Observations on fifteen inoperable/nonresectable cases of rectal cancer given preoperative irradiation. Am J Roentgenol 120: 624—626

Kligerman MM (1975) Irradiation of the primary lesion of the rectum and rectosigmoid. JAMA 231: 1381—1384

Konishi F, Tesuichiro M, Takahashi H, Itoh K, Kanazawa K, Morioka Y (1985) Transrectal ultrasonography for the assessment of invasion of rectal carcinoma. Dis Colon Rectum 28: 889—894

Kopelson G (1982) Long term survivors after preoperative pelvic radiation therapy for locally unresectable rectal and sigmoid carcinoma. Dis Colon Rectum 25: 644—647

Kopelson G (1983) Long-term survivors after adjuvant pelvic irradiation in rectal and sigmoid carcinoma: An assessment of late results. J Surg Oncol 23: 99—103

Krauss S, Sonoda T, Solomon A (1979) Treatment of advanced gastrointestinal cancer with 5-fluoruracil and mitomycin C. Cancer 43: 1598—1603

Lamarque PL, Gros CG (1946) La radiothérapie de contact des cancers du rectum. J Radiol Electrol 27: 333—348

Lamarque PL, Gros CG (1954) L'endoroentgenthérapie des cancers du canal anal et de l'ampoule rectale. J Radiol Electrol 35: 245—246

Lavery IC, Chiulli RA, Jagelman DG, Fazio VW, Weakly FL (1982) Survival with carcinoma arising in mucosal ulcerative colitis. Ann Surg 195: 508—512

Lawrence jr W, Terz JJ, Horsley III S et al (1975) Chemotherapy as an adjuvant to surgery for colorectal cancer. Ann Surg 181: 616

Lee PWR, Double JA, Smiddy FG, Cowen PN (1978) A model using a transplantable mouse colon tumor. Europ J Cancer [Suppl] 1

Li FP (1986) Current concepts in diagnosis and treatment. In: Steel jr G, Osteen RT (eds) Colorectal cancer. Marcel Dekker, New York Basel

Lipkin M, Blatner WE, Fraumeni jr JR et al (1983) Tritiated thymidine labeling distribution as a marker for hereditary predisposition to colon cancer. Cancer Res 43: 1899—1904

Lockhart-Mummery HE, Ritchie JK, Hawley PR (1976) The results of surgical treatment for carcinoma of the rectum at St. Mark's Hospital from 1948 to 1972. Br J Surg 63: 673—677

Lynch HT, Krush AJ (1971) Cancer family "G" revisted: 1895—1970. Cancer 27: 1505—1511

McCormack PM, Bains MS, Beattie EJ et al (1978) Pulmonary resection in metastatic carcinoma. Chest 73: 163—166

MacDonald JS (1976) The immunobiology of colorectal cancer. Semin Oncol 3: 421—431

MacDonald JS, Kisner DF, Smythe T et al (1976) 5-Fluorouracil (5-FU), methyl CCNU and vincristine in the treatment of advanced colorectal cancer. Phase II study utilizing weekly 5-FU. Cancer Treat Rep 60: 1597

MacDonald LD, Anderson HR (1985) The health of rectal cancer patients in the community. Eur J Surg Oncol 2: 235—241

Machover D, Schwarzenberg L, Goldschmidt E et al (1982) Treatment of advanced colorectal and gastric adenocarcinomas with 5-FU combined with high-dose folinic acid: A pilot study. Cancer Treat Rep 66: 1803—1807

MacLeod J, Chipman M, Gordon P, Graham C (1970) Survivorship following treatment for cancer of the colon and rectum. Cancer 26: 1225—1231

Madden JL (1979) L'électrocoagulation dans le traitment du cancer du rectum. Chirurgie 105: 15—24

Madden JL, Kandalaft S (1976) Electrocoagulation in the treatment of cancer of the rectum: a continuing study. Ann Surg 174: 530—538

Marciniak TA, Moertel CG, Schutt AJ, Hahn RG, Reitemeier RJ (1975) A phase II study of ICRF-159 (NSC-1299436) in advanced colorectal carcinoma. Cancer Chemother Rep 59: 761—763

Marks G, Mohiuddin M, Borenstein BD (1985) Preoperative radiation therapy and sphincter preservation by the combined abdominotranssacral technique for selected rectal cancers. Dis Colon Rectum 28: 565—571

Mason AY (1975) Rectal cancer: The spectrum of selective surgery. Proc R Soc Med 69: 237—244

Mason AY (1977) Transsphincteric surgery for lower rectum cancer. Surg Tech Illus 2: 73

Mavligit GM, Gutterman JU, Burgess MA, et al (1976) Prolongation of postoperative disease-free interval and survival in human colorectal cancer by BCG or BCG plus 5-fluorouracil. Lancet i: 871—876

Mayer M, Papillon J, Bobin JY, Ardiet JM (1982) La lymphadénectomie mesentérique inferieure et périrectale dans le traitement conservateur des cancers de la partie inférieure de l'ampoule rectale. Chirurgie 108: 479—483

McDermott FT, Hughes ESR, Pihl EA, Milne BJ (1980) Changing survival prospects in carcinoma of the rectum. Br J Surg 67: 775—780

Mella O, Dahl O, Horn A, Morild I, Odland G (1984) Radiotherapy and resection for apparently inoperable rectal adenocarcinoma. Dis Colon Rectum 27: 663—668

Mendenhall WM, Million RR, Bland KI, Pfaff WW, Copeland EM (1985) Preoperative radiation therapy for clinically resectable adenocarcinoma of the rectum. Am Surg 202: 215—221

Mendenhall WM, Million RR, Bland KI, Pfaff WW, Copeland EM (1987) Initially unresectable rectal adenocarcinoma treated with preoperative irradiation and surgery. Ann Surg 205: 41—44

Moertel CG (1975) Clinical management of advanced gastrointestinal cancer. Cancer 36: 675—682

Moertel CG, Schutt AJ, Hahn R, Reitemeier RJ (1975) Therapy of advanced colorectal cancer with a combination of 5-fluorouracil, methyl-1,3-cis(2-chlorethyl)-1-nitrosourea, and vincristine. J Natl Cancer Inst 54: 69—71

Moertel CG, Ritts jr RE, Schutt AJ, Hahn RG (1975) Clinical studies of methanol extraction residue fraction of bacillus Calmette-Guérin as an immunostimulant in patients with advanced cancer. Cancer Res 35: 3075—3083

Moertel CG (1973) Therapy of advanced gastrointestinal cancer with the nitrosoureas. Cancer Chemother Rep (Part 3) 4: 27

Moertel CG (1978) Current concepts in cancer: Chemotherapy of gastrointestinal cancer. N Engl J Med 299: 1049—1952

Mohiuddin M, Dobelbower RR, Kramer S (1980) A new approach to adjuvant radiotherapy in rectal cancer. Int J Radiat Oncol Biol Phys 6: 205—207

Mohiuddin M, Marks G, Kramer S, Pajak T (1984) Adjuvant radiation therapy for rectal cancer. Int J Radiat Oncol Biol Phys 10: 977—980

Morrow CE, Vassilopoulos PP, Grage TB (1980) Surgical resection for metastatic neoplasm of the lung. Cancer 45: 2981—1985

Morson BC, Bussey HJR, Samoorian S (1977) Policy of local excision for early cancer of the colorectum. Gut 18: 1045—1050

Mountain CF, Khalil KG, Hermes KE et al (1978) The contribution of surgery to the management of carcinomatous pulmonary metastases. Cancer 41: 833—840

MRC (1984) Third report of the MRC-trial. Br J Cancer 50: 435—442

Mühe E, Angermann B, Stosiek C (1982) Chirurgie der Fernmetastasen des kolo-rektalen Karzinoms. In: Gall FP, Hermanek P, Schweiger M (Hrsg) Das Rektumkarzinom. Perimed, Erlangen

Murdock MG, Kramer S (1964) Cobalt 60 therapy in the management of perineal recurrence from carcinoma of rectum and colon. Am J Roentgenol 91: 149—154

Myers JW, Knigt WA, Livingston RB, Fabian C, Constanzi J (1981) Phase I—II trial of methyl-GAG in advanced colon cancer, a SWOG pilot study. Cancer Clin Trials 4: 277

Neel JV (1971) Familial factors in adenocarcinoma of the colon. Cancer 28: 46—50

Nelson JC, Nimr AN, Thomford NR (1987) Criteria for the selection of "early" carcinomas of the rectum. Arch Surg 122: 533—536

Neville R, Fielding PL, Amendola C (1987) Local tumor recurrence after curative resection for rectal cancer. Dis Colon Rect 30: 12—17

Newland RC, Chapuis PH, Pheils MT, MacPherson JG (1981) The relationship of survival to staging and grading of colorectal carcinoma: A prospective study of 503 cases. Cancer 47: 1424—1429

Nias AHW (1967) Radiobiological aspects of pre-operative irridiation. Br J Rad 40: 166—169

Nicholls RJ, Mason AY, Morson BC, Dixon AK, Fry IK (1982) The clinical staging of rectal cancer. Br J Surg 69: 404—409

Nicholls RJ, Galloway DJ, Mason AY, Boyle P (1985) Clinical local staging of rectal cancer. Br J Surg 72 [Suppl]: 51—52

Nilsson E, Bolin S, Sjödahl R (1982) Carcinoma of the colon and rectum. Acta Chir Scand 148: 617—622

Oberfield RA, McCaffrey JA, Polio J et al (1979) Prolonged and continous percutaneous intra-arterial hepatic infusion chemotherapy in advanced metastatic liver adenocarcinoma from colorectal primary. Cancer 44: 414—423

Olson RM, Perencevich NP, Malcolm AW, Chaffey JT, Wilson RE (1980) Patterns of recurrence following curative resection of adenocarcinoma of the colon and rectum. Cancer 45: 2969—2974

Overgaard M, Overgaard J, Sell A (1984) Dose-response relationship for radiation of recurrent, residual, and primarily inoperable colorectal cancer. Radiother Oncol 1: 217—225

Påhlman L, Glimelius B (1984) Local recurrences after surgical treatment for rectal carcinoma. Acta Chir Scand 150: 331—335

Påhlman L (1985) Rectal carcinoma, an evaluation of the local recurrence rate, surgery for cure, staging and perioperative radiotherapy. Acta Universitatis Upsaliensis

Påhlman L, Adalsteinsson B, Glimelius B, Lindgren PG, Scheibenpflug L (1984) Ultrasound in preoperative staging of rectal tumors. Acta Radiol Diagn 25: 489—494

Påhlman L, Glimelius B, Graffman S (1985) Pre-versus postoperative radiotherapy in rectal carcinoma: an interim report from a randomized multicentre trial. Br J Surg 72: 961—966

Papillon J (1982) Rectal and anal cancers. Conservative treatment by irradiation: an alternative to radical surgery. Springer, Berlin, Heidelberg, New York

Papillon J (1987) The future of external beam irradiation as initial treatment of rectal cancer. Br J Surg 74: 449—454

Patt YZ, Mavligit GM, Chuang V et al (1980) Hepatic arterial infusion of Mitomycin-C plus floxuridin versus intravenous 5-FU containing chemotherapy for colorectal carcinoma to the liver. Proc Am Assoc Cancer Res 21: 351

Patt YZ, Peters RE, Chuang VP et al (1985) Palliation of pelvic recurrence of colorectal cancer with intra-arterial 5-fluorouracil and mitomycin. Cancer 56: 2175—2180

Pearlman NW, Donohue RE, Stiegmann GV et al (1987) Pelvic and sacropelvic exenteration for locally advanced or recurrent anorectal cancer. Arch Surg 122: 537—541

Pestana C, Reitemeier RJ, Moertel CG, Judd ES, Dockerty MB (1964) The natural history of carcinoma of the colon and rectum. Am J Surg 108: 826—829

Pettavel J, Morgenthaler F (1978) Protracted arterial chemotherapy of liver tumors; on experience of 107 cases over a 12-year period. Prog Clin Cancer 7: 217—233

Phillips R, Lee MS, Hendrickson FR (1954) Roentgentherapy of hepatic metastases. Am J Roentgenol 71: 826—834

Phillips RKS, Hittinger R, Blesovsky L, Fry JS, Fielding LP (1984)

Local recurrence following curative surgery for large bowel cancer: I. The overall picture. Br J Surg 71: 12—16

Pihl E, Hughes E, McDermott F, Milne B, Korner J, Prince A (1980) I Carcinoma of the rectum and rectosigmoid: Cancer specific long-term survival. Cancer 45: 2902—2907

Pilepich MV, Munzenrider JE, Tak WK, Miller HH (1978) Preoperative irradiation of primarily unresectable colorectal carcinoma. Cancer 42: 1077—1081

Piroth HD, Hoffmanns HW, Heuser Y, Weise W, Groß L (1986) Regionale transfemorale intraarterielle Chemotherapie mittels selektiver Katheterplazierung. Strahlentherapie 162: 115—122

Posey LE, Morgan LR (1977) Methyl-CCNU versus Methyl-CCNU and 5-fluorouracil in carcinoma of the large bowel. Cancer Treat Rep 61: 1453—1458

Powers WE, Tolmach LJ (1964) Preoperative radiation therapy: biological basis and experimental investigation. Nature 201: 272—273

Prasad B, Karnofsky DA, Hamilton LD, Nickson JJ (1977) Irradiation of hepatic metastases. Int J Radiat Oncol Biol Phys 2: 129—132

Puthawala AA, Syed AMN, Gates TC, McNamara C (1982) Definite treatment of extensive anorectal carcinoma by external and interstitial irradiation. Cancer 50: 1746—1750

Rainer H, Ranks R, Schiessel R et al (1984) Effectiveness of postoperative adjuvant therapy with cytotoxic chemotherapy (cytosine arabinoside, mitomycin C, 5-fluorouracil) or immunotherapy (neuraminidase-modified allogenetic cells) in the prevention of recurrence of Dukes-B and C colon cancer. In: Jones SE, Salmon SE (eds) Adjuvant therapy of cancer, vol 4. Grune and Stratton, p 479

Ranbarger K, Johnston W, Chang J (1982) Prognostic significance of surgical perforation of the rectum during abdominoperineal resection for rectal carcinoma. Am J Surg 143: 186—188

Rao A, Kagan R, Chan P et al (1981) Patterns of recurrence following curative resection alone for adenocarcinoma of the rectum and sigmoid colon. Cancer 48: 1492—1495

Reed GB, Cox AJ (1966) The human liver after radiation injury. Am J Pathol 46: 597—611

Reitemeier RJ, Moertel CG, Hahn RG (1967) Mitomycin C therapy of advanced gastrointestinal adenocarcinoma. Comparison of short and long treatment schedules. Proc Am Ass Cancer Res 8: 56

Rich T, Grunderson LL, Lew R, Galdibini JJ, Cohen AM, Donaldson G (1983) Patterns of recurrence of rectal cancer after potentially curative surgery. Cancer 52: 1317—1329

Rider WD, Palmer JA, Mahoney LJ, Robertson CT (1977) Preoperative irradiation in operable cancer of the rectum: report of the Toronto trial. Can J Surg 20: 335—338

Romsdal M, Withers HP (1978) Radiotherapy combined with curative surgery. Arch Surg 113: 446—453

Roswit B, Higgins GA, Keehn RJ (1975) Preoperative irradiation for carcinoma of the rectum and rectosigmoid colon: report of a national Veterans Administration randomized study. Cancer 35: 1597—1602

Rotman M, Kuruvilla AM, Choi K, et al (1986) Response of colorectal hepatic metastases to concomitant radiotherapy and intravenous infusion 5-Fluorouracil. Int J Radiat Oncol Biol Phys 12: 2179—2187

Rousseau S, Cuzin J, Debertrand PH (1969) La cobaltothérapie dans le cancer du rectum. Arch Fr Mal App Dig 58: 49

Ruff C, Dockerty M, Fricke R, Wangh J (1961) Preoperative radiation therapy for adenocarcinoma of rectum and rectosigmoid. Surg Gynecol Obstet 112: 715—723

Schäfer W, Witte E (1932) Über eine neue Körperhöhlenröhre zur Bestrahlung von Uterustumoren. Strahlentherapie 44: 283—292

Scherer E (1987) Strahlentherapie. Radiologische Onkologie. Springer, Berlin Heidelberg New York London Paris Tokyo

Scherman CM, Weichselbaum R, Order SR, Cloud L, Trey C, Piso AJ (1978) Palliation of hepatic metastases. Cancer 41: 2013—2017

Schiessel R, Wunderlich M, Kovats E, Rath T, Raus R (1983) Die Therapie des Lokalrezidives nach kolorektalem Karzinom. Wien Klin Wochenschr 95: 295—297

Schmidt H, Müller RP, Hildebrand D (1984) Ergebnisse der Strahlenbehandlung bei Rezidiven kolorektaler Tumoren. Strahlentherapie 160: 288—292

Schmoll HJ, Le Blanc S (1985) Sequential high dose folinic acid and 5-Fluorouracil in advanced colorectal cancer with measurable disease. Proc Am Soc Clin Oncol 4: 367 (abstr)

Schnabel FM (1972) Concepts for the treatment of micrometastases developed in murine systems. Am J Roentgenol 126: 500—511

Schulten MF, Heiskell CA, Shields TW (1976) The incidence of solitary pulmonary metastases from carcinoma of the large intestine. Surg Gynecol Obstet 146: 727—729

Schweiger M, Altendorf A, Rottler H (1982) Die chirurgische Therapie des Lokalrezidives. In: Gall FP, Hermanek P, Schweiger M (Hrsg) Das Rektumkarzinom. Perimed, Erlangen, 122—128

Seifart W, Marx G (1982) Ergebnisse der chirurgischen und komplexen Behandlung des Kolon- und Rektumkarzinoms. Arch Geschwulstforsch 52: 489—498

Shank B, Enker W, Santana J, et al (1987) Local control with preoperative radiotherapy alone versus „sandwich“ radiotherapy for rectal carcinoma. Int J Radiat Oncol Biol Phys 13: 111—115

Sischy B, Remington JH, Sobel SH (1980) Treatment of rectal carcinoma by means of endocavitary irradiation. Cancer 46: 1957—1961

Sischy B, Kim IS, Hinson EJ (1984) Endocavitary irradiation — ten years experience. Int J Radiat Oncol Biol Phys 10 [Suppl] 2: 89

Skipper HE, Schnabel FM, Mellet LB (1970) Implications of biochemical, cytokinetic, pharmacologic and toxicologic relationship in design of optimal schedules. Cancer Chemother Rep 54: 431

Slanetz C (1984) The effect of inadvertent intraoperative perforation on survival and recurrence in colorectal cancer. Dis Colon Rect 27: 792—797

Slanetz C, Herter F, Grinell R (1972) Anterior resection versus abdominoperineal resection for cancer of the rectum and rectosigmoid. Am J Surg 123: 110—117

Souter R, Gill PG, Morris PJ (1979) Trial of adjuvant immunotherapy with corynebacterium parvum. Proc Eur Soc Surg Res 12: 36

Spratt JS, Spjut HJ (1967) Prevalence and prognosis of individual clinical and pathologic variables associated with colorectal carcinoma. Cancer 20: 1976—1985

Stearns jr MW, Deddish MR, Quan SHQ (1959) Preoperative roentgen therapy for cancer of the rectum. Surg Gynecol Obstet 109: 225—229

Stevens KR, Allen CV, Fletcher WS (1976) Preoperative radiotherapy for adenocarcinoma of the rectosigmoid. Cancer 37: 2866—2874

Strauss AA, Strauss SF, Crawford RA (1935) Surgical diathermy of carcinoma of the rectum, its clinical end results. JAMA 104: 989—996

Swartz MR, Lo TCM, Veidenheimer MC, Schoetz DJ, Coller JA (1985) Sandwich radiotherapy for colorectal carcinoma. Int J Radiat Oncol Biol Phys 11: 110 (abstr)

Symonds CJ (1914) Cancer of the rectum: Excision after application of radium. Proc R Soc Med 7: 153

Takita H, Edgerton F, Karakonsis C (1981) Surgical management of metastases to the lung. Surg Gynecol Obstet 152: 191—194

Taylor O, Reddy EK, Jewell WR, Thomas J (1984) Local recurrence in rectosigmoid colon after curative surgical resection. Int J Radiat Oncol Biol Phys 10: 193 (abstr)

Tepper JE, Cohen AM, Wood WC, Hedberg SE, Orlow E (1986) Intraoperative electron beam radiotherapy in the treatment of unresectable rectal cancer. Arch Surg 121: 421—423

Tepper JE, Cohen AM, Wood WC, Orlow EL, Hedberg SE (1987) Postoperative radiation therapy of rectal cancer. Int J Radiat Oncol Biol Phys 13: 5—10

Theodors A, Bukowski RM, Hewlett JS et al (1981) Phase II study of hepatic artery infusion (HAI) with 5-FU and mitomycin C (mito C) in metastatic colorectal carcinoma. Proc Am Soc Clin Oncol 22: 162 (abstr)

TNM-Atlas (1982) UICC, Springer, Berlin Heidelberg New York

TNM (1987) Klassifikation maligner Tumoren. UICC. Springer, Berlin Heidelberg New York Tokyo

Tseng MH, Luch J, Mittelman A, Ledesma EJ, Berjian RA (1981) Chemotherapy of advanced colorectal cancer with regional arterial mitomycin C infusion and concomitant measurements of serum drug level. Proc Am Assoc Cancer Res 22: 359

Urdaneta-Lafee N, Kligerman MM, Knowlton AH (1972) Evaluation of palliative irradiation in rectal carcinoma. Radiology 104: 673—677

Valdivieso M, Mavligit GM (1978) Chemotherapy and chemoimmunotherapy of colorectal cancer. Role for the carcinoembryonic antigen. Surg Clin North Am 58: 619—631

Van Slooten EA, Van Dobbenburgh OA (1980) Electrofulguration for rectal cancer. In: Welwaart K (ed) Colorectal cancer. Leiden University Press, Den Haag, pp 175—180

Vermund H, Stenström KW, Mosser DG, Johnson EA (1956) Effects of roentgen irradiation on the tumor bed. II. The inhibiting action of different dose levels of local pretransplantation roentgen irradiation on the growth of mouse mammary carcinoma. Rad Res 5: 354—364

Vernick LJ, Kuller LH, Lohsoonthorn P, Rycheck RR, Redmond CK (1980) Relationship between cholecystectomy and ascending colon cancer. Cancer 45: 392—395

Volberding PA, Friedman MA, Resser KJ, Phillips TL (1982) Therapy of liver tumors metastatic from colo-rectal cancer with whole-liver radiation combined with 5-FU, adriamycin and methotrexate. Cancer Chemother Pharmacol 9: 17—21

Vongtama V, Douglass HO, Moore RH, Holyoke ED, Webster JH (1975) End results of radiation therapy alone or in combination with 5-fluorouracil in colorectal cancers. Cancer 36: 2020—2025

Wagner JS, Adson MA, van Heerden JA, et al (1984) The natural history of hepatic metastases from colorectal cancer. Ann Surg 199: 502—508

Wanebo HJ, Gaker DL, Whitehill R, Morgan RF, Constable WC (1987) Pelvic recurrence of rectal cancer. Options for curative resection. Ann Surg 205: 482—490

Wang CC, Schulz MD (1962) The role of radiation therapy in the management of carcinoma of the sigmoid, rectosigmoid and rectum. Radiology 79: 1—5

Weiss, W, Hanak H, Huber A (1977) Effizienz der rektal-digitalen Untersuchung zur Früherkennung des Dickdarmkarzinoms. Wien Klin Wochenschr 89: 654—660.

Whittaker M, Goligher JC (1976) The prognosis after surgical treatment for carcinoma of the rectum. Br J Surg 63: 384—388

Wilkins EW, Burke JF, Head JM (1961) The surgical management of metastatic neoplasms in the lung. J Thorac Cardiovasc Surg 42: 298—309

Williams NS, Johnston D (1983) The quality of life after excision for low rectal cancer. Br J Surg 70: 460—462

Williams IG, Shulman IM, Todd IP (1956) Treatment of recurrent carcinoma of rectum by supervoltage X-ray therapy. Br J Surg 44: 506—508

Wilson SM, Adson MA (1976) Surgical treatment of hepatic metastases from colorectal cancer. Arch Surg 3: 330—334

Wittoesch JH, Jackman RJ (1958) Results of conservative management of cancer of the rectum in poor risk patients. Surg Gynecol Obstet 107: 648—650

Wood CB, Gillis CR, Blumgart LH (1976) A retrospective study of the natural history of patients with liver metastases from colorectal cancer. Clin Oncol 2: 285—288

Wynder EL (1975) The epidemiology of large bowel cancer. Cancer Res 35: 338—3394

Zucali R, Gardani G, Volterrani F (1980) Adjuvant postoperative radiotherapy in locally advanced rectal and rectosigmoid cancer. Tumori 66: 595—600

Analkarzinom

Anatomie und Gefäßversorgung (Abb. 13)

Grundsätzlich unterscheidet man den Analkanal von der Perianalregion/Analrand. Der Analkanal beginnt am anorektalen Ring, ist etwa 3—5 cm lang und endet an dem Analrand.

Der Analkanal entstammt dem Ektoderm, während das Rektum sich aus dem Endoderm entwickelt. Diese embryologisch unterschiedliche Entwicklung ist für die vom Rektum differierende Histologie verantwortlich.

Der Analkanal wird in einen mukösen Teil (proximal)

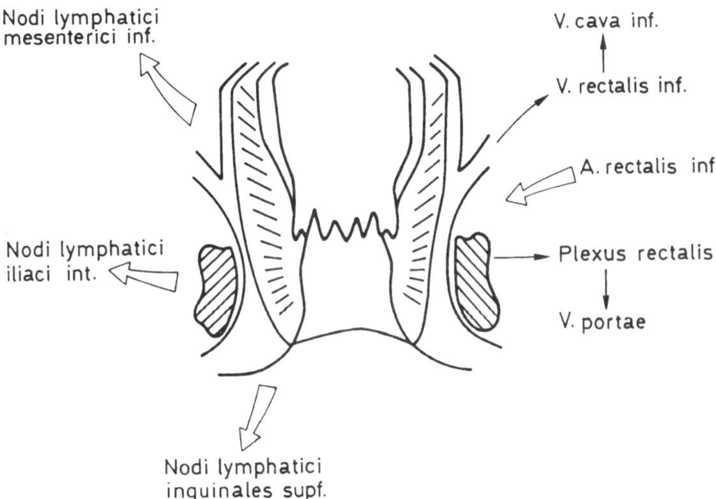

Abb. 13. Gefäßversorgung und Lymphabfluß des Anus

und einen kutanen Teil (distal) unterteilt. Die Grenze zwischen den beiden Teilen ist die Linea pectinata (dentata). Der obere Anteil des Analkanals ist durch ein Übergangsepithel gekennzeichnet, weiter proximal geht dieses mehr oder weniger kontinuierlich in das Zylinderepithel des Rektums über. Distal der Linea pectinata ist der Analkanal von einem nicht verhornenden Plattenepithel überzogen, das am Analring in ein verhornendes Plattenepithel übergeht. Neben diesen histologischen Typen finden sich auch muko-epidermoide Zellen (von Analdrüsen und -krypten ausgehend).

Arteriell wird die Analregion von den Aa. rectales inf. versorgt, venös gelangt das Blut über die Vv. rectales inf. zur Vena cava inferior oder über den Plexus rectalis zum Portagebiet. Der Lymphabfluß erfolgt in 3 Hauptrichtungen. Der Analrand/Perianalbereich wird über Ln. ing. supf. drainiert. Der untere Anteil des Analkanals, bis zur Linea pectinata, wird über Lymphknoten der lateralen Beckenwand und iliacale Lymphknoten drainiert. Der oberste Teil des Analkanals wird von Lymphknoten im Abgangsbereich der A. mesenterica inf. filtriert.

Epidemiologie, Klinik, Stadieneinteilung

Das Analkarzinom ist ein seltenes Karzinom, welches etwa 3—5 % aller Tumoren des Kolons, Rektums und Anus ausmacht.

Es tritt häufiger beim weiblichen Geschlecht auf (Ratio 3:2 bis 5:1) (Quan 1978, Beahrs 1979, Eschwege et al. 1985).

Etwa 75 % der Karzinome der Analregion entstehen im Bereich des Analkanals und ¼ der Tumoren im Bereich des Analrandes/Perianalregion (Kuehn et al. 1968). Das Analrandkarzinom/Perianalkarzinom ist bei Männern viermal häufiger als bei Frauen (Morson 1960). Das mittlere Erkrankungsalter liegt bei etwa 60 Jahren, mit einer relativ großen Streuung vom 25. Lebensjahr bis ins Senium. Etwa 75 % der

Erkrankten haben Symptome (Blut p. r., Schmerzen, Pruritus). Begleiterscheinungen wie Hämorrhoiden, Fisteln, Leukoplakien und Fissuren sind nicht selten (Beahrs 1979).

Bedingt durch die relativ uncharakteristischen Symptome, die auch bei vielen benignen Erkrankungen vorkommen, kann die Diagnosestellung erheblich verzögert werden (Quan 1978).

Die Fernmetastasierung spielt beim analen Karzinom eine wesentlich geringere Bedeutung als beim Rektumkarzinom. So berichten Frost et al. (1984) und Klotz et al. (1967) über Fernmetastasierung in 13,5 bzw. 19 % der Fälle. Die häufigste Lokalisation der Fernmetastasen ist in der Leber, es folgt die Lunge, Knochen und Carcinosis peritonei. In Fällen, bei denen der Primärtumor bzw. Lymphknotenmetastasen erfolgreich behandelt werden können, werden äußerst selten Fernmetastasen notiert.

Jensen et al. (1987) berichteten über die Verzögerung bei der Diagnostizierung von Analkarzinomen. Karzinome des Analkanals wurden öfter falsch interpretiert, welches zu

Tabelle 23. Stadieneinteilung des Analkanalkarzinoms (UICC 1987)

T-Primärtumor	
T1	Tumor 2 cm oder weniger in größter Ausdehnung
T2	Tumor mehr als 2 cm, aber nicht mehr als 5 cm in größter Ausdehnung
T3	Tumor mehr als 5 cm in größter Ausdehnung
T4	Tumor jeder Größe mit Infiltration benachbarter Organe, wie Vagina, Urethra oder Harnblase (Befall der Sphinktermuskulatur allein wird nicht als T4 klassifiziert)
N-Regionäre Lymphknoten	
Nx	Regionäre Lymphknoten können nicht beurteilt werden
N0	Keine regionären Lymphknotenmetastasen
N1	Metastasen in perirektalen Lymphknoten
N2	Metastasen in inguinalen Lymphknoten einer Seite und/oder in Lymphknoten an der A. iliaca interna einer Seite
N3	Metastasen in perirektalen und inguinalen Lymphknoten und/oder in Lymphknoten an der A. iliaca interna beidseits und/oder in bilateralen Leistenlymphknoten

Tabelle 24. Stadieneinteilung des Analkanalkarzinoms, Centre Léon Bérard (Papillon 1982)

T1	Tumor mit maximal 2 cm Durchmesser
T2	Tumor 2—4 cm Durchmesser
T3	Tumor mehr als 4 cm im Durchmesser, infiltriert weder die Schleimhaut der Vagina noch den Urogenitaltrakt
T4a	Tumor infiltriert die Vaginalschleimhaut
T4b	Tumor mit Infiltration der Nachbarorgane, ausgenommen Haut, Rektum oder Vaginalschleimhaut

einer Verschlechterung der Prognose führte. Im Gegensatz hierzu wurden Karzinome des Analrandes/Perianalregion seltener falsch beurteilt, eine Verschlechterung der Prognose dieser Karzinome trat erst auf, wenn eine Verzögerung der Diagnose mehr als 18 Monate andauerte.

Die Tabellen 23 und 24 zeigen die Stadieneinteilung des Analkanalkarzinoms nach UICC (1987) und die vom Centre Léon Bérard angewandte (Papillon 1982).

Beim Karzinom des Analkanals wird der Sphinkter relativ früh infiltriert. Aus diesem Grund ist eine lokale sphinktererhaltende chirurgische Therapie oft unmöglich. Anders verhält es sich bei den Karzinomen des Analrandes/Perianalregion. Diese Tumore wachsen hauptsächlich im oberflächlichen Gewebe und können relativ weit fortschreiten, ehe sie den Analkanal infiltrieren (Papillon 1982). Der Sphinkter wird in der Regel erst spät infiltriert. Dieses unterschiedliche Verhalten erleichtert die Differenzierung zwischen einem Tumor des Analkanals von einem des Analrandes/Perianalregion.

Sowohl bei Karzinomen des Analkanals und des Analrandes/Perianalregion können sich Metastasen in dem pelvinen und in den inguinalen Lymphknoten finden. Als regionäre Lymphknoten gelten laut UICC die inguinalen Lymphknoten für den Analrand. Für den Analkanal gelten als regionäre Lymphknoten die perirektalen Lymphknoten, die Lymphknoten an der A. iliaca interna und die Leistenlymphknoten.

Der Lymphknotenbefall ist abhängig von der Histologie, Tumorgröße und Tumorlokalisation. Das basaloide Karzinom scheint früh lymphogen zu metastasieren. Boman et al. (1984) fand eine lymphogene Absiedelung bei 35 % der Patienten mit einem basaloiden Karzinom (Tumorgröße unter 2 cm) gegenüber 6 % bei Plattenepithelkarzinomen derselben Größe. Auch bei 2—3 cm großen Tumoren treten Lymphknotenmetastasen bei den basaloiden Karzinomen häufiger auf (50 % vs. 29 %). Bei größeren Tumoren besteht kein wesentlicher Unterschied (50 % bei basaloiden, 46 % bei Plattenepithelkarzinomen).

Die Beziehung von Tumorgröße und inguinaler Lymphknotenmetastasierung beim Analkarzinom wurde von Salmon et al. (1984) untersucht. Bei einem Tumorbefall von weniger als 50 % der Zirkumferenz zeigte sich eine homolaterale Metastasierung in 8 % der Fälle (bilateral 2 %). Bei zirkulären Tumoren ist der bilaterale Befall ebenso häufig wie die unilaterale Metastasierung. Generell, ohne Beachtung der Tumorgröße, wird beim Karzinom des Analkanals in 9—40 % der Fälle eine inguinale Lymphknotenmetastasierung beschrieben (Beahrs and Wilson 1976, Klotz et al. 1967, Stearns and Quan 1970, McConnell 1970, Kuehn et al. 1968).

Therapie

Chirurgie

Die chirurgische Therapie des Analkanalkarzinoms kann entweder konservativ sphinktererhaltend oder durch eine abdomino-perineale Exstirpation mit zwangsläufiger Kolostomie erfolgen.

Konservative chirurgische Therapie

Aus anatomischen Gründen können nur wenige selektierte Patienten mit sehr kleinen Karzinomen kurativ sphinktererhaltend operiert werden. Die primäre Schwierigkeit ist es, den Tumor zur Gänze zu entfernen, ohne die Sphinkterfunktion zu beeinträchtigen. Bei kleinen Exzisionen ist die Rezidivgefahr hoch, bei zu großen tritt eine Inkontinenz auf. Üblicherweise wird eine lokale Tumorexzision als alleinige The-

Tabelle 25. Lokale Exzision des Analkanalkarzinoms

Autor	Patienten	Überleben (5 Jahre) (%)	Lokalrezidive (%)
Kuehn et al. 1968	26	75	8
Beahrs 1979	21	85	42
Stearns and Quan 1970	30	66	63
Klotz et al. 1967	33	61	33
Hardcastle and Bussey 1968	8	75	25
Greenall et al. 1984	11	45	64
Schraut et al. 1983	7	71	29
Frost et al. 1984	20	66	60
Boman et al. 1984	19	84	11

rapie nur bei kleinen, maximal 2 cm im Durchmesser oder weniger als 50 % der Zirkumferenz einnehmenden, den Sphinkter nicht infiltrierende Karzinome empfohlen. Tabelle 25 zeigt die Ergebnisse der konservativen chirurgischen Therapie.

Radikale chirurgische Therapie (abdomino-perineale Exstirpation)

Die von den meisten Chirurgen bevorzugte Behandlung besteht in einer abdomino-perinealen Exstirpation von Rektum und Anus, wie bei einem tiefsitzenden Rektumkarzinom. Bei dieser Operation wird zusätzlich weit perianal bzw. perineal

Tabelle 26. Radikale Operation des Analkanalkarzinoms

Autor	Patienten	5-Jahres-Überleben Abs.	(%)
Sweet (1947)	45	12	27
O'Brien et al. (1950)	45	14	31,5
Grinell (1954)	13	6	46
Bond (1960)	21	9	43
Judd and De Tar (1955)	44	16	36
Klotz et al. (1967)	194	97	50
Sedgwick and Wainstein (1959)	26	12	46
Richards et al. (1962)	41	26	64
Dillard et al. (1963)	46	29	58
Kuehn et al. (1964)	83	39	46,8
Greenall et al. (1985)	103	57	55
Sawyers (1972)	42	22	52
Hardcastle and Bussey (1968)	92	40	48
Rosato et al. (1968)	15	5	33
Brennan and Stewart (1972)	16	6	37
Paradis et al. (1975)	28	14	50
Golden and Horsley (1976)	26	14	54
Loygue et al. (1981)	33	17	53
MacConnel (1970)	22	9	42
Boman et al. (1984)	114	81	71
Singh et al. (1981)	47	25	53
Schraut et al. (1983)	24	13	54
Stearns and Quan (1970)	59	34	58

reseziert und die Mm. Levatores sowie der Inhalt der Fossa ischio-rectalis dem Operationspräparat zugeschlagen (Clark et al. 1986). Dies ist wegen der meist in die Umgebung infiltrierenden Tumorzellverbände notwendig. Bei Frauen wird auch die hintere Vaginalwand mitentfernt.

Neben dem abdomino-perinealen Zugang wird auch das sacro-abdominale Vorgehen beschrieben (Schlag 1986). Diese Methode soll eine bessere Überschaubarkeit des Operationsgebietes bewirken.

Tabelle 26 gibt eine Übersicht der Ergebnisse bei radikaler Operation des Analkarzinoms.

Radiotherapie

Die Geschichte der Radiotherapie beim Analkarzinom geht weit zurück. Da die Tumoren durch ihre Lokalisation leicht zugänglich sind, erfolgte schon relativ früh eine Radiotherapie mit Radium. Die retrospektive Analyse der Patienten, die im Institut Curie (Tabelle 27) zwischen 1921 und 1953 behandelt wurden, gibt eine Übersicht der Radiotherapie in der Orthovoltära (Courtial and Fernandez-Colmeiro 1960).

Tabelle 27. Behandlung des Analkarzinoms im Institut Curie, Paris, 1921—1953

Behandlung	Patienten	5 -Jahres-Überleben (%)
Radium	60	36
Radium + 200 kV	11	9
200 kV	19	20
500 kV	83	32,5
Radium + 500 kV	10	40

Von den behandelten 183 Patienten überlebten 61 (33,3 %) 5 Jahre und länger. Von den Überlebenden mußten 11 wegen eines Rezidivs oder therapiebedingter Nekrose operiert werden. Aufgegliedert nach Tumorgröße zeigten Patienten mit Tumoren von einem Durchmesser bis zu 6 cm eine 5-Jahresheilung von 47 %, während sie bei Patienten mit größeren Tumoren nur mehr 10 % betrug.

Auch andere wie Dalby and Pointon (1961) berichten über den Wert der interstitiellen Behandlung des Analkarzinoms mit Ra-226. In einer retrospektiven Analyse der Jahre 1932 bis 1955 beschrieb der Autor 92 Patienten, die ausschließlich mit Ra-226 behandelt wurden. Insgesamt wurde eine 5-Jahresheilung von 43,5 % (korrigiert 51,2 %) erzielt. Von 51 Patienten mit einem Karzinom im Früh- oder mäßig fortgeschrittenen Stadium überlebten 30 (59 %) 5 Jahre. 7 von 34 Patienten mit fortgeschrittenen Tumoren überlebten 5 Jahre. Eine strahlenbedingte Nekrose trat bei 25 % der Patienten auf. Von diesen mußten 6 mit einer Kolostomie weiterleben, in 4 Fällen konnte eine lokale Exzision der Nekrose durchgeführt werden. Eine chirurgische Therapie wegen persistierendem Tumor oder Lokalrezidiv wurde bei 21 der 92 Patienten durchgeführt und führte in 13 Fällen zu einem rezidivfreien Überleben von mindestens 3 Jahren.

James et al. (1985) behandelten 74 Patienten mit Analkarzinomen durch eine alleinige Ra-226-Behandlung des Primärtumors und inguinaler Lymphknotenexstirpation bei klinischem Hinweis für metastatischen Befall. Bei 7tägiger Applikation wurde eine Dosis von 55 Gy verabreicht.

Bei Karzinomen, die kleiner als 5 cm waren, ohne klinischen Hinweis für inguinale Lymphknotenmetastasen, wurde eine lokale Tumorkontrolle in 64 % erreicht. Im Gegensatz war die lokale Kontrollrate bei größeren Tumoren oder bei inguinaler Lymphknotenmetastasierung nur 23 %.

Von 33 geheilten Patienten mußten 6 wegen Radionekrosen operiert werden.

Wegen der vielen schweren Nebenwirkungen durch die Radiotherapie mit Ra-226 (eventuell in Kombination mit konventioneller Röntgenbestrahlung) erhoffte man sich nach Einführung neuer Bestrahlungsmaschinen eine Verbesserung. So waren doch zuvor in 25 % der Fälle mit schweren behandlungsbedingten Komplikationen wie Radionekrosen oder Stenosen zu rechnen (Courtial und Fernandez-Colmeiro 1960).

Die Hoffnungen, die in die neuen Bestrahlungsgeräte der Hochvoltära gesetzt wurden, konnten nicht zur Gänze erfüllt werden. Zum Teil wurde die Radiotherapie von Chirurgen wegen der zuvor mit der Orthovoltapparatur verursachten Komplikationen abgelehnt. Dieser Umstand und die niedrigen Patientenzahlen zusammen mit unterschiedlichen Bestrahlungstechniken erschweren den Vergleich der Behandlungsergebnisse verschiedener Zentren. Die meisten bedienten sich einer Telekobalttherapie, mit der sowohl Stehfeld- als auch Rotationsbestrahlungen durchgeführt wurden. Weiters wurden unterschiedliche Strahlendosen verabreicht, die zwischen 45 Gy in 4—5 Wochen und 75 Gy in 7—8 Wochen variierten. Die 5-Jahresheilungsraten bewegen sich zwischen 30 % und 50 %, obwohl auch bessere Ergebnisse vorliegen. Tabelle 28 gibt eine Übersicht von Behandlungen des Analkarzinoms durch eine ausschließliche perkutane Radiotherapie (Hochvolttherapie).

Tabelle 28. Ergebnisse der perkutanen Hochvolttherapie des Analkanalkarzinoms

Autor	Dosis (Gy)	5-Jahres-Überleben (%)	Lokale Rezidive (%)
Eschwege et al. 1985	65	46	19
Rousseau et al. 1973	60—70	44	nicht angeg.
Green et al. 1980	60—75	81	25
Cummings et al. 1982	45—55	71	27
Delouche et al. 1973	60—70	55	33
Dobrowsky 1987*	45—70	79	14

* Daten beziehen sich auf eine Beobachtungszeit von mindestens 3 Jahren

Ergebnisse der perkutanen Radiotherapie an der Universitätsklinik für Strahlentherapie und Strahlenbiologie der Universität Wien

Zwischen 1970 und 1982 wurden 14 Patienten mit einem histologisch nachgewiesenen Karzinom des Analkanals behandelt. Tabelle 29 zeigt die Patientendaten, Tabelle 30 die Stadienverteilung nach UICC:

Tabelle 29. Perkutane Radiotherapie des Analkanalkarzinoms 1970—1982 an der Universitätsklinik für Strahlentherapie und Strahlenbiologie Wien

Patienten:	14 (weiblich 8, männlich 6)
Alter:	47—86 Jahre (median 72 Jahre)
Histologie:	Plattenepithelkarzinom 13
	Basaloidzelliges Karzinom 1
Strahlendosis:	45—70 Gy (Mittel 60 Gy)

Tabelle 30. Stadienverteilung der Patienten (n = 14) nach UICC (1982)

	N 0x	N 1
T 1	—	1
T 2	10	—
T 3	1	—
T 4	1	1

Sämtliche Patienten wurden unter Hochvoltbedingungen behandelt. Die Bestrahlungen erfolgten entweder an einem Telekobaltgerät (Siemens Gammatron), oder an einem Kreisbeschleuniger (Siemens Betatron 42 MeV). Das Zielvolumen der Bestrahlung umfaßte den Primärtumorbereich inklusive die pelvinen Lymphknotenregionen. Die Inguinalregion wurde nur bei klinischem Verdacht auf das Vorliegen von Lymphknotenmetastasen bzw. nach Exstirpation von Lymphknotenmetastasen bestrahlt.

Die Radiotherapie wurde von den Patienten gut vertragen.

Radiogen bedingte Proktitiden waren vorübergehend und konnten durch Lokalbehandlungen beherrscht werden. Schwere Fibrosen, Stenosen oder Strikturen traten nicht auf.

Nach einer Mindestbeobachtungszeit von 3 Jahren waren von den 14 behandelten Patienten 11 tumorfrei am Leben. Zwei Patienten verstarben an nicht tumorbedingten Erkrankungen. Ein Patient verstarb an lokaler Tumorperistenz und Fernmetastasen. Bei einem Patienten entwickelte sich 2 Jahre nach primärer Bestrahlung ein Lokalrezidiv, welches durch eine Abdomino-perineale Exstirpation in toto entfernt werden konnte. Dadurch ergibt sich, daß von 11 überlebenden Patienten 10 eine Kolostomie erspart werden konnte.

In keinem der Fälle im klinischen Studium N 0 trat eine metachrone inguinale Lymphknotenmetastasierung auf. Es scheint somit möglich, auf eine elektive Radiotherapie der Inguinalregion bei Stadium N 0 zu verzichten. Dies wird von Papillon (1982) und Cummings (1982) bestätigt.

Radio-Chemotherapie des Analkarzinoms

Das Therapiekonzept beim Analkarzinom hat sich seit der Einführung der kombinierten simultanen Radio-Chemotherapie 1972 durch Nigro et al. (1974) deutlich zugunsten dieser Behandlungsmethode verändert. Die Behandlungsergebnisse vor dieser Therapieform müssen als nicht zufriedenstellend betrachtet werden. Zusammenfassend läßt sich sagen, daß kleine selektierte Karzinome sowohl durch die Chirurgie als auch durch die Radiotherapie relativ gut zu behandeln waren, während bei mittelgroßen und großen Karzinomen weder durch Chirurgie noch Strahlentherapie wesentliche Fortschritte erzielt wurden. Eine hohe Rezidivrate der chirurgisch behandelten und beträchtliche Nebenwirkungen der Bestrahlten kennzeichnete die Behandlung. Mit diesem Hintergrund begannen Nigro et al. mit einer präoperativen Radio-Chemotherapie, bestehend aus einer Radiotherapie von 30 Gy/3 Wochen, verabreicht durch ventrodorsale Bestrahlungsfelder. Die Chemotherapie wurde mit Mitomycin C (MMC) und 5-Fluorouracil (5-FU) durchgeführt. Die Verabreichung der Chemotherapie erfolgte simultan mit Beginn der Radiotherapie laut folgendem Schema:

Tag 1: 0,5 mg MMC/kg Körpergewicht i. v. (bolus)
Tag 1—5: täglich 25 mg 5-FU/kg Körpergewicht i. v. (Infusion kontinuierlich über 120 Stunden).

Zwei von den 3 erstmals nach diesem Therapieschema behandelte Patienten wurden 6 Wochen nach Beendigung der Radiotherapie operiert (abdomino-perineale Exstirpation). Bei der histologischen Aufarbeitung des Operationspräparates konnte kein Hinweis auf ein Karzinom mehr festgestellt werden. Der dritte Patient verweigerte jegliche chirurgische Therapie, er hatte nach der Radio-Chemotherapie eine klinisch komplette Remission erreicht.

Diese durchaus positiven Ergebnisse führten dazu, daß auch andere diese Therapiemodalität übernahmen (Newman and Quan 1976, Quan 1979, Wanebo et al. 1981, Meeker et al. 1986). Tabelle 31 zeigt die Ergebnisse dieser Publikationen sowie die weiteren Ergebnissen an der Wayne State

Tabelle 31. Präoperative Radio-Chemotherapie des primären Analkarzinoms (MMC + 5-FU + 30 Gy)

Autor	Patienten	Operat. Histologie kein Tumor	mikr. Tumor	makr. Tumor
Nigro et al. 1981	19	14	1	4
Quan 1979	26	14	11	1
Wanebo et al. 1981	4	1	1	2
Michaelson et al. 1983	30	16	6	8
Meeker et al. 1986	16	14	2[x]	
	95	59 (62 %)		

[x] nicht angegeben, ob mikroskopischer oder makroskopischer Residualtumor

University, Detroit (Nigro et al. 1981). Die Operationen bestanden anfangs hauptsächlich in abdomino-perinealen Exstirpationen, wurden aber später, aufgrund der vielen tumorfreien Operationspräparate, oft durch eine lokale Exzision ersetzt. Die hohe Rate an kompletten Remissionen (62 %) bei diesen Studien ist erstaunlich, wenn man die Dosis der Radiotherapie betrachtet. Eine Dosis von nur 30 Gy ist bei alleiniger Verabreichung ohne Chemotherapie keineswegs ausreichend, ein makroskopisches Plattenepithelkarzinom zu vernichten.

Nachdem nun eindeutige Hinweise für die Effizienz der Radio-Chemotherapie vorlagen und viele Chirurgen auf eine radikale Operationstechnik zugunsten einer lokalen, sphinktererhaltenden Exzision verzichtet hatten, stellte man sich die Frage, ob eine chirurgische Therapie überhaupt notwendig ist.

Cummings et al. (1982) berichteten über 13 Patienten, welche mit MMC, 5-FU und 50 Gy behandelt wurden. Bei allen Patienten konnte eine lokale Tumorkontrolle und das Erhalten der Analfunktion erreicht werden. Hier ist anzumerken, daß auch eine Dosis von 50 Gy nicht als tumorvernichtend anzusehen ist. Eine Dosis von 50 Gy wird üblicherweise bei Plattenepithelkarzinomen (z. B. HNO-Tumoren) verabreicht, um subklinische, mikroskopische Tumorverbände zu sterilisieren.

Nach und nach konnte sich die kombinierte simultane Radio-Chemotherapie mit MMC und 5-FU als alleinige Behandlung beim Analkarzinom durchsetzen. Auch Chirurgen, die zuvor eine chirurgische Therapie befürworteten (Beahrs 1979), waren von den Ergebnissen beeindruckt und empfahlen die Radio-Chemotherapie als primäre Therapie der Wahl (Beahrs 1985). Dieser Umstimmung der Chirurgen waren mehrere positive Berichte vorausgegangen. Das Behandlungsresultat einiger Veröffentlichungen zeigt Tabelle 32.

Neben der Radio-Chemotherapie mit Mitomycin C und 5-Fluoro-Uracil berichten Glimelius et al. (1983, 1987) über gute Ergebnisse bei der Kombination der perkutanen Radio-

Tabelle 32. Radio-Chemotherapie des Analkarzinoms

Autor	John et al. 1987	Sischy 1981	Cummings et al. 1982
Patienten	22	29	13
Radiotherapie (Gy)	30—45 (±10 Gy e^-)	55—57,5 (±10—12 Gy Ir^{192})	50 Gy
MMC (mg/m^2)	15 (Tag 1[x])	10 (Tag 2)	10 (Tag 1)
5-FU (mg/m^2)	1000 (Tag 1—4[x])	1000 (Tag 1—4[y])	1000 (Tag 1—4)
Lokale Tumorkontrolle	100 %	89,6 %	100 %
Beobachtungszeit (Monate)	48 (17—62)	51 (12—118)	12 (4—34)
Überleben	100 %	81 %	100 %

[x] 2malige Verabreichung (1. und 4. Woche der Therapie)
[y] Wiederholung der 5-FU-Gabe ab 28. Tag

therapie mit Bleomycin. Zwischen 1978 und 1984 wurden im Akademiska Sjukhuset in Uppsala 44 Patienten mit einem Plattenepithelkarzinom des Anus kombiniert radio-chemotherapeutisch behandelt. Die Patienten mit kleineren Tumoren im Tumorstadium T1 oder T2 erhielten 65 Gy oder 60 Gy zusammen mit Bleomycin, während Patienten mit einem größeren Tumor (T3) zunächst eine Dosis von 50—55 Gy bzw. 40—45 Gy plus Bleomycin erhielten. Drei Wochen nach dieser Therapie wurde eine Begutachtung durchgeführt. Nach einer kompletten klinischen Remission wurde die Dosis auf 60 bzw. 65 Gy aufgesättigt. Wenn noch eine Tumorpersistenz festgestellt wurde, folgte die chirurgische Sanierung. Patienten im Tumorstadium T4 wurden mit 60 und 65 Gy (± Bleomycin) behandelt und anschließend operiert. Die Ergebnisse sind durchaus gut. Von den behandelten 44 Patienten sind 4 vorzeitig verstorben (2 Patienten verstarben postoperativ, 1 Patient bekam ein Lokalrezidiv im Bereich der Harnblase, 1 Patient entwickelte Lebermetastasen).

Von den 40 überlebenden Patienten haben 19 eine normale Analfunktion. Neun Patienten wurden zusätzlich zur Radio-Chemotherapie operiert, in einem Fall fand sich histologisch Resttumor, in 8 Fällen konnte histologisch kein Tumorgewebe mehr festgestellt werden. Nach einer Beobachtungszeit von 14—89 Monaten haben bisher nur 2 Patienten ein lokoregionäres Rezidivgeschehen gezeigt, ein Patient erlitt Fernmetastasen.

Ergebnisse der kombinierten simultanen Radio-Chemotherapie an der Universitätsklinik für Strahlentherapie und Strahlenbiologie Wien (Abb. 14—19)

Seit 1985 wird ein kombiniertes radio-chemotherapeutisches Vorgehen bei Analkarzinomen durchgeführt. Neben einer Kombination der Radiotherapie mit der Chemotherapie wird auch eine perkutane externe Radiotherapie mit einer Brachytherapie mit ^{192}Ir kombiniert. Insgesamt wurden seit 1985 7 Patienten mit einem invasiven Plattenepithelkarzinom des Analkanals behandelt. Sämtliche Patienten (6 weibliche, 1 männlicher) waren in gutem Allgemeinzustand (Karnofsky-index mehr als 70 %), im Alter zwischen 45 und 76 Jahren (median 71 Jahre). Die Stadieneinteilung der Patienten ist in Tabelle 33 ersichtlich.

Tabelle 33. Stadieneinteilung kombiniert behandelter Patienten (n = 7) nach UICC (1982)

	N_0	N_1
T_1	—	—
T_2	2	1
T_3	4	—
T_4	—	—

Die Radio-Chemotherapie bestand aus folgendem Regime:

Tag 1: 15 mg Mitomycin C/m^2 Körperoberfläche i. v. (Bolus)

Tag 1—5: 750 mg 5-Fluorouracil/m^2 Körperoberfläche/24^h (120^h-Dauerinfusion)

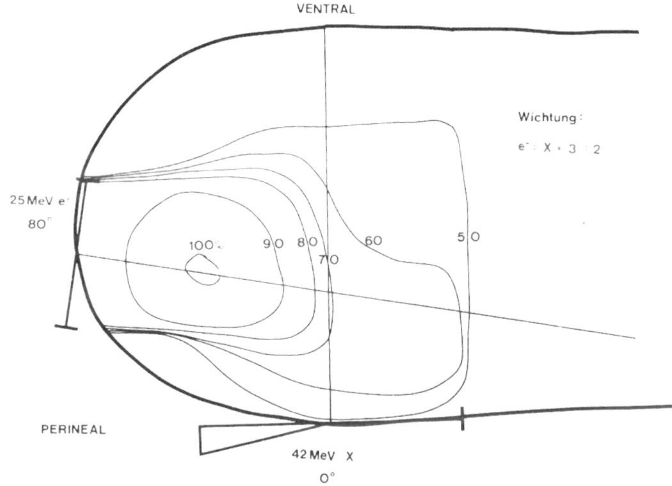

Abb. 14. Isodosenverteilung der perkutanen Radiatio (ein geneigtes perineales Elektronenfeld, ein dorsales Photonenkeilfeld)

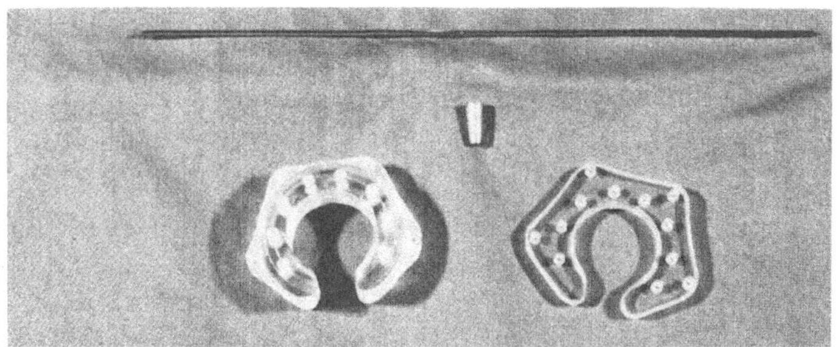

Abb. 15. Parianale Implantation
Oben: Hohlnadel
Mitte: Bleiplombe
Unten links: Plexiglasschablone (Distanzhalter)
Unten rechts: Plexiglasschablone (Fixation)

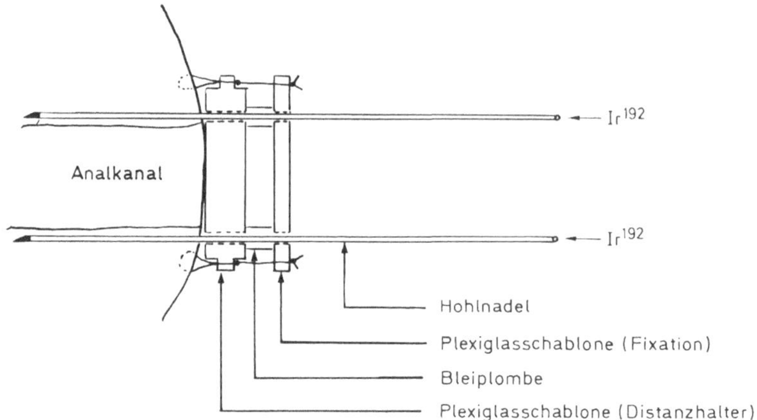

Abb. 16. Schematische Darstellung der perianalen Implantation

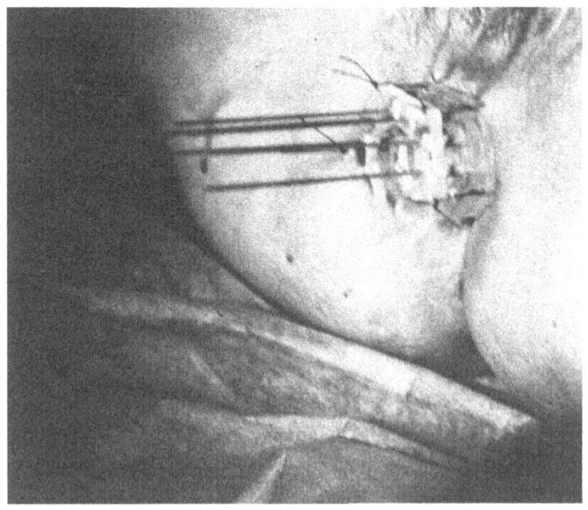

Abb. 17. Brachytherapie des Analkanalkarzinoms, perianale Implantation

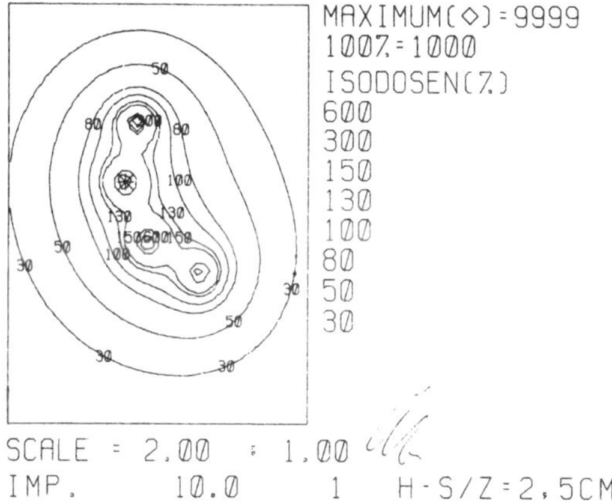

Abb. 18. Isodosenverteilung bei der Brachytherapie (4 Ir^{192}-Quellen)

Die Radiotherapie wurde simultan mit der Chemotherapie begonnen und bestand in einer Hochvoltbestrahlung von 50 Gy HD in 4 Wochen. Die Bestrahlungen wurden entweder kombiniert mit Elektronen und Photonen durchgeführt (siehe Isodose Abb. 14) oder entsprechend der Technik von Papillon mit einem direkten perianalen Telekobaltfeld kombiniert mit einer dorsalen/sakralen Pendelbestrahlung. Die Patienten wurden stets mit voller Harnblase bestrahlt, um den im Bestrahlungsfeld gelegenen Dünndarm aus dem Bestrahlungsfeld nach kranial zu verdrängen. 6 bis 7 Wochen nach Beendigung der perkutanen Radio-Chemotherapie wird eine interstitielle Brachytherapie mit ^{192}Ir durchgeführt. In einer kurzen Allgemeinnarkose wird bei dem in Steinschnittlage gelagerten Patienten an der Perianalregion eine perforierte Plexiglasschablone mit Nähten fixiert. Anschließend wird durchleuchtungsgezielt die Implantation von Hohlnadeln perianal vorgenommen. Der Abstand zwischen den einzelnen Nadeln beträgt 10 mm. Die Implantationstiefe, die von den Tumorgegebenheiten abhängig ist, beträgt üblicherweise 8 bis 9 cm. Nach röntgenologischer Kontrolle und

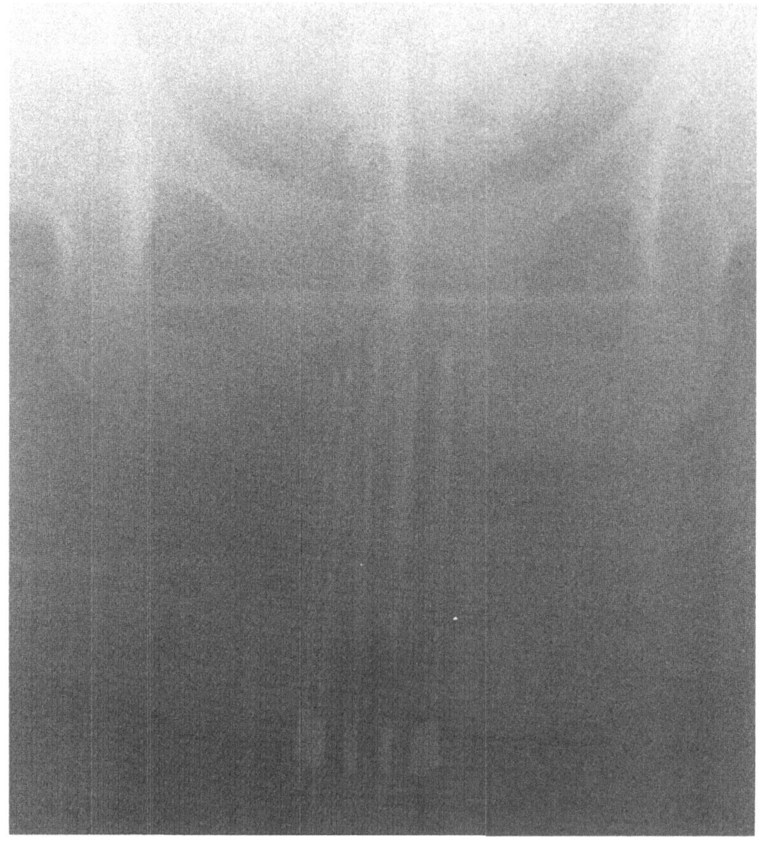

Abb. 19. Röntgenaufnahme (a. p.) zur Dokumentation der Parallelität der implantierten Hohlnadeln

Verifizierung der Parallelität der Hohlnadeln werden diese endgültig an der Plastikschablone fixiert, um später mit ^{192}Ir beladen zu werden. Die Länge der Iridiumdrähte, die zur Anwendung kommen, beträgt 5 bis 6 cm. Je nach Ansprechen des Tumors auf die perkutane Radio-Chemotherapie wird eine Dosis von 15 Gy (bei klinisch weitgehender bzw. kompletter Remission) bis 20 Gy (bei noch vorhandenem Resttumor) verabreicht.

Nach einer Beobachtungsdauer von 15 bis 27 Monaten zeigt sich folgendes Ergebnis: Sämtliche 7 Patienten erreichten auf die Therapie eine komplette Tumorremission. Von diesen Patienten haben 6 eine normale Sphinkterfunktion, 1 Patient wurde von seinem zuweisenden Chirurgen aus bisher ungeklärter Ursache operiert (abdomino-perineale Exstirpation von Rektum und Anus), die Untersuchung des Operationspräparates ergab keinen Hinweis für Tumorgewebe.

Die Nebenwirkungen waren hauptsächlich lokaler Natur, während der perkutanen Radiotherapie erfuhren 3 Patienten feuchte Epitheliolysen im Perianalbereich. Als Spätreaktion trat in einem Fall eine schmerzhafte Stenosierung im Bereich des mittleren Rektums auf. Die systemischen Nebenwirkungen auf die Chemotherapie waren gering. In keinem Fall kam es zu einer Thrombozytopenie oder Leukopenie. Bei 3 Patienten fanden sich passagere geringere Allgemeinreaktionen, wie Übelkeit und Diarrhoe.

Entwicklung der Radiotherapie

Kaum jemand hat die Strahlentherapie der Analkarzinome mehr beeinflußt als Papillon. Durch eine jahrzehntelange Erfahrung und eine sehr hohe Patientenzahl bei diesen relativ seltenen Karzinomen gewinnen die Ergebnisse aus dem Centre Léon Bérard sehr an Bedeutung. Die Entwicklung und Verbesserung der Therapie des Analkarzinoms soll kurz an Hand der Ergebnisse des Centre Léon Bérard erörtert werden (Papillon 1982, Papillon and Montbarbon 1987).

Zwischen 1949 und 1970 wurde das Analkarzinom hauptsächlich durch eine interstitielle Radiumtherapie behandelt. Insgesamt wurden 88 Patienten beobachtet (58 Tumoren kleiner als 4 cm, 30 Tumoren größer als 4 cm). Sehr große Tumoren wurden primär chirurgisch behandelt. Bis 1962 wurde die Ra-Implantation einzeitig durchgeführt (40—50

Gy in 3—4 Tagen), ab diesem Zeitpunkt wurde eine fraktionierte Radiotherapie angewandt (40 Gy an der Tumorperipherie, 15—20 Gy im Tumorzentrum, anschließend 8 Wochen Pause, dann 15—20 Gy). Folgende Aufstellung zeigt die Ergebnisse an diesen 88 Patienten:

Patienten	5-Jahres-Überleben	Lokal rezidivrate	Radiogene Nebenwirkungen spontane Heilung	Radiogene Nebenwirkungen Nekrosen
88	68 %	14 %	45 %	5 %

Diese Therapieform wurde 1970 wegen der erheblichen therapiebedingten Nebenwirkungen, der hohen Zahl an Rezidiven und der durch diese Therapie nicht berücksichtigten Lymphknotenregionen zugunsten einer kombinierten Tele- und Brachytherapie aufgegeben.

Seit 1971 wurden 276 Patienten mit einem Karzinom des Analkanals behandelt und nach der Therapie länger als 3 Jahre beobachtet. Es handelte sich dabei um 228 weibliche und 48 männliche Patienten (ratio 4:1) mit einem mittleren Alter von 65,7 Jahren (Streuung 24—93 Jahre). Die Stadienverteilung des Patientengutes ist in der nachfolgenden Tabelle 34 ersichtlich.

Tabelle 34. Plattenepithelkarzinome des Analkanals (Centre Léon Bérard, Lyon)

	N_0	%
T1	21	7,6
T2	63	22,8
T3	151	54,7
T4a	8	2,9
T4b	33	12

Die Behandlung wurde nach folgenden Kriterien durchgeführt:

33 Patienten mit Tumoren im Stadium T4b wurden palliativ bestrahlt. Die Tumorstadien T1—T4a wurden als primär resektabel angesehen und in 2 Gruppen unterteilt. Die erste Gruppe bestand aus Patienten, bei denen eine primäre konservative Radiotherapie als alleinige Therapie möglich schien (222 Patienten). Bei der zweiten Gruppe (21 Patienten) handelte es sich um zirkuläre T3- oder T4a-Tumoren, zum Teil mit Infiltration der Vaginalmukosa, sodaß eine kombinierte strahlentherapeutisch-chirurgische Vorgangsweise erfolgversprechender schien als die alleinige Radiotherapie.

Folgende Aufstellung zeigt das Ergebnis der palliativen Behandlung von fortgeschrittenen, irresektablen Tumoren im Stadium T4b:

Pat.	verstorben an Tumor	verstorben (tumorfrei)	am Leben (tumorfrei)
33	27	3	3

Die Behandlung bestand in einer Bestrahlung der dorsalen pelvinen Anteile bis zu einer Gesamtdosis von 40 Gy/4 Wochen ± boost mit 15 Gy (split-course).

Bei den 21 Patienten, die einen so ausgedehnten Befall aufwiesen, daß eine sphinktererhaltende Therapie nicht möglich schien, wurde eine präoperative Radiotherapie durchgeführt. Diese Patienten erhielten eine perkutane Radiotherapie (Co^{60}), bestehend aus einem direkten perinealen (15 Gy Herddosis) und einem sakralen Feld (15 Gy Herddosis). Die Dosis von 30 Gy wurde in 10 Fraktionen verabreicht. Ab 1977 wurde die Bestrahlung oft simultan mit einer Chemotherapie (MMC + 5-FU) durchgeführt. Zwei Monate nach der Radiotherapie folgte die Operation. Es traten keine radiotherapiebedingten Operationskomplikationen auf. Bei den operierten 21 Patienten fand sich in 11 Fällen (52 %) kein histologischer Tumornachweis im Operationspräparat. Die

Behandlungsergebnisse (3 Jahre Beobachtungszeit) von präoperativ behandelten T3- und T4a-Tumoren des Analkanals sind aus folgender Aufstellung ersichtlich:

Pat.	tumorfrei am Leben	tumorfrei verstorben	an Tumor-erkr. verstorben
21	11 (52 %)	3 (14 %)	7 (33 %)

Über 90 % der Patienten wurden primär konservativ-sphinktererhaltend behandelt. Die Behandlung begann mit einer perkutanen Radiotherapie (30 Gy HD perineal und 18 Gy sakral in ca. 3 Wochen). Auch dabei wurde ab 1977 oft die Kombinationsbehandlung mit Mitomycin C und 5-Fluorouracil durchgeführt. Zwei Monate nach der Teletherapie wurde eine interstitielle Radiotherapie mit ^{192}Ir durchgeführt (Dosis 15—20 Gy).

Die Ergebnisse dieser Behandlung sind in Tabelle 35 dargestellt.

Tabelle 35. Behandlungsergebnisse (3 Jahre Beobachtungszeit) von T1—T4a-Tumoren des Analkanals

Pat.	tumorfrei am Leben	Interkurrent (tumorfrei)	verstorben an Tumor-erkr.	Postop.
222	146 (66 %)	31 (14 %)	42 (19 %)	3 (1 %)

Die Ergebnisse bei 159 Patienten, die bereits 5 Jahre beobachtet wurden, differieren kaum von den oben genannten. Es sind von diesen Patienten 65,4 % tumorfrei am Leben, 15 % an interkurrenter Erkrankung tumorfrei verstorben und 18 % ihrem Tumorleiden erlegen.

Von den konservativ behandelten Patienten haben 90 % eine normale Analfunktion.

Wie schon erwähnt, wurde ab 1977 auch eine simultan mit der Bestrahlung verabreichte Chemotherapie angewandt. Papillon verwendet eine etwas niedrigere Dosis als die von Nigro et al. (1974) verabreichte. Die von Papillon bevorzugte Chemotherapie besteht aus 12 mg Mitomycin C/m^2 am 1. Tag und 600 mg 5-Fluorouracil/m^2/24^h vom 1. bis 5. Tag.

Durch eine Analyse der Behandlung von T3-Tumoren wurde folgendes festgestellt: 77 Patienten erhielten eine ausschließliche Radiotherapie mit Co^{60} und ^{192}Ir, die Rezidivrate bei diesen Patienten war 26/77. Die Rezidivrate bei kombiniert radio-chemotherapeutisch Behandelten betrug 13/70. Der Unterschied ist statistisch signifikant ($p = 0{,}02$) und ist ein eindeutiger Beweis für den therapeutischen Vorteil des kombiniert radio-chemotherapeutischen Vorgehens.

Die Rolle der Lymphknotenmetastasen: Inzidenz, Prognose, Therapie

Wie bei allen onkologischen Erkrankungen ist eine lymphogene Metastasierung von prognostischer Bedeutung, jedoch bestehen z. B. gegenüber Plattenepithelkarzinomen anderer Regionen substanzielle Unterschiede. Man unterscheidet

Tabelle 36. Frequenz der inguinalen Lymphknotenmetastasen

Autor	inguinale Lymphknotenmetastasen (%)
Cummings et al. 1982	22
Klotz 1967	20
Stearns and Quan 1970	40
McConnell 1970	25
Loygne et al. 1981	16
Beahrs and Wilson 1976	9
Kuehn et al. 1968	20
Papillon and Montbarbon 1987	13
Meeker et al. 1986	17
Glimelius et al. 1987	24

Tabelle 37. Frequenz der pelvinen Lymphknotenmetastasen

Autor	pelvine Lymphknotenmetastasen (%)
Grinell 1954	28
Dargent 1958	10
Dillard et al. 1963	45
Sedgwick and Wainstein 1959	11
Sawyers et al. 1963	19
Kuehn et al. 1968	22,5
Klotz et al. 1967	20
Hardcastle and Bussey 1968	45
Richards et al. 1962	34
Stearns and Quan 1970	24
Papillon and Montbarbon 1987	16

zwei Hauptrichtungen der lymphogenen Streuung, die inguinale Lymphknotenmetastasierung und die pelvine Lymphknotenmetastasierung.

Tabelle 36 und 37 geben eine Übersicht zur Frequenz der Lymphknotenmetastasierung.

Es besteht kein Zweifel, daß Patienten mit Lymphknotenmetastasen eine wesentlich schlechtere Prognose aufweisen als Patienten im Stadium N 0.

Tabelle 38 und 39 zeigen die Prognose der Patienten mit Lymphknotenmetastasen bei Diagnostizierung ihres Primärtumors (synchrone Lymphknotenmetastasierung).

Tabelle 38. 5-Jahres-Überleben bei Patienten mit pelvinen Lymphknotenmetastasen (Chirurgische Ergebnisse)

Autor	Überleben (%)
Hightower and Judd 1967	40
Beahrs and Wilson 1976	32
Corman and Haggitt 1977	29
Stearns and Quan 1970	22
Pyper and Parks 1982	0

Tabelle 39. 5-Jahres-Überleben bei Patienten mit inguinalen Lymphknotenmetastasen

Autor	Therapie	Überleben (%)
Papillon and Montbarbon 1987	Rad. ± Chir.	58
Frost et al. 1984	Chir. ± Rad.	38
Delouche et al. 1973	Rad.	25
Rousseau et al	Rad.	19
Dillard et al. 1963	Chir.	33
Kuehn et al. 1964	Chir.	0
Brennan and Stewart 1973	Chir.	0

Die Prognose der metachronen Lymphknotenmetastasen der Inguinalregion ist wesentlich besser. Golden and Horsley (1976) berichten von einer 5-Jahres-Überlebenszahl von 59 % bei metachronem Befall der Inguinalregion gegenüber nur 20 % bei synchronem Befall; hier bestand die Therapie in einer chirurgischen Dissektion der Inguinalregion. Papillon (1982) behandelte Patienten mit inguinalen Lymphknotenmetastasen durch eine limitierte oder oberflächliche Dissektion der Leistenregion mit nachfolgender Radiotherapie. Die Bestrahlung wurde mit Co^{60} (30 Gy) und Elektronen (15 Gy) durchgeführt, die Gesamtdosis betrug 45 Gy in 5—6 Wochen. Die 3-Jahres-Überlebensrate betrug 22 % bei synchronem und 64 % bei metachronem Befall.

Eine elektive Behandlung der Inguinalregion, sei sie radiotherapeutisch oder chirurgisch, wird generell abgelehnt (Papillon 1982, Cummings 1982).

Therapie des Lokalrezidives

Prinzipiell muß man bei der Therapie des Lokalrezidives mehrere Gesichtspunkte unterscheiden. Wichtig für die Behandlung des Lokalrezidives ist die primäre Therapie.

Nach einer konservativen Radio-(Chemo-)Therapie mit hoher Tumordosis ist eine nachfolgende hochdosierte Radiotherapie im ehemaligen bestrahlten Gebiet nicht mehr möglich. Bei diesen Patienten sollte chirurgisch mittels einer abdomino-perinealen oder abdomino-sakralen Exstirpation vorgegangen werden. Anders verhält es sich bei Lokalrezidiven nach chirurgischer Therapie. Wie bei dem Rektumkarzinomrezidiv ist ein Rezidiv nach einem Karzinom des Analkanales oft nicht mehr operabel. In erster Linie sollte bei diesen Rezidiven eine kombinierte Radio-Chemotherapie durchgeführt werden. Die Erfahrungen bei den primären Analkarzinomen lassen hier einen vorsichtigen Optimismus aufkommen. Neben der reinen externen Radiotherapie sollte, wenn möglich, auch eine Brachytherapie zur Dosisaufsättigung angewandt werden.

Es muß auch streng unterschieden werden, ob ein Lokalrezidiv nach einem Karzinom des Analkanales oder Analrandes vorliegt. Das Rezidiv nach einem Analkarzinom im Bereich der Perianalhaut fordert nur selten eine abdomino-perineale Exstirpation. Hier kann oft weiter konservativ-chirurgisch vorgegangen werden.

Nur wenige Publikationen beschäftigen sich mit der Therapie von Lokalrezidiven nach Analkarzinomen. Es scheint deshalb angebracht, auf die Arbeit von Greenall et al. (1986) einzugehen.

Zwischen 1950 und 1978 wurden im Memorial Sloan-Kettering Cancer Center 192 Analkarzinome behandelt (144 Analkanalkarzinome, 48 Analrandkarzinome). Von diesen Patienten erlitten 58 ein Rezidivgeschehen (Lokalrezidiv, Lymphknotenrezidiv oder Fernmeta). Diese Patienten wurden zusammen mit 37 weiteren von anderen Spitälern wegen einer Tumorprogression behandelt. Insgesamt wurden 32 Lokalrezidive (Becken oder perineal) nach einem Analkanalkarzinom einer Therapie unterzogen. Die Prognose dieser Patienten war schlecht, mit einem mittleren Überleben von 9 Monaten (Streuung 1—48 Monate) ab Entdeckung des Rezidives.

Die Behandlung bestand bei 19 Patienten aus einer Radiotherapie (250 kV, Co^{60} ± $Iridium^{192}$) mit Strahlendosen zwischen 20 und 80 Gy. Das Überleben dieser Patienten betrug 7 Monate (median) mit einer Streuung von 1—48 Monaten.

3 Patientinnen wurden wegen eines Rezidives im Vaginalbereich operiert (lokale Exzision), keine der Patientinnen lebte länger als 24 Monate.

Ein Patient wurde einer ausgedehnten Operation zugeführt (pelvine Exenteration) und verstarb nach 8 Monaten.

9 Patienten wurden kombiniert radio-chemotherapeutisch behandelt (Radiotherapie 30 Gy, 2 Gy Einzeldosis, Chemotherapie: 1× Endoxan, 1× Bleomycin + Methotrexat, 1× Bleomycin + CCNU, 6× Mitomycin C + 5-Fluoro-Uracil).

Folgende Aufstellung zeigt das Überleben der kombiniert behandelten Patienten:

Rad + Endoxan	:	4 Mo
Rad + Bleo + MTX	:	9 Mo
Rad + Bleo + CCNU	:	18 Mo
Rad + MMC + 5-FU	:	14 Mo (2—27 Mo)

Die Verabreichung von MMC und 5-FU erfolgte 2—3 Tage vor der Radiotherapie und war insofern unkonventionell, als dadurch die strahlensensibilisierende Wirkung nicht zu tragen kam, wodurch zum Teil auch das mäßige Ergebnis dieser Therapie erklärt wird. Keiner dieser 9 Patienten zeigte eine komplette Remission, obwohl eine symptomatische Besserung eintrat.

Die Patienten mit einem Lokalrezidiv nach einem Analrandkarzinom zeigten eine wesentlich bessere Prognose.

Von 11 Patienten, die rezidivoperiert wurden (lokale Exzision: 10, abdomino-perineale Exstirpation: 1) lebten 9 noch nach 5 Jahren.

Größere Rezidivtumoren im Beckenbereich sollten simultan kombiniert radio-chemotherapeutisch behandelt werden. Als Beispiel soll die Rezidivtherapie eines Patienten der Universitätsklinik für Strahlentherapie und Strahlenbiologie Wien dienen.

Fallbeschreibung (Abb. 20 und 21)

Eine 59jährige Patientin wurde im Dezember 1983 wegen eines ausgedehnten Karzinoms des Analkanals operiert. Die Operation bestand in einer Exstirpation von Rektum, Anus, Uterus, Adnexe, Harnblase, rechter Niere und inguinaler sowie Beckenlymphknoten (Histologie: exulzeriertes, invasives, epidermoides Karzinom, T4N2).

Das Karzinom hatte bereits die Harnblase infiltriert, den rechten Ureter umscheidend stenosiert und eine rechtsseitige

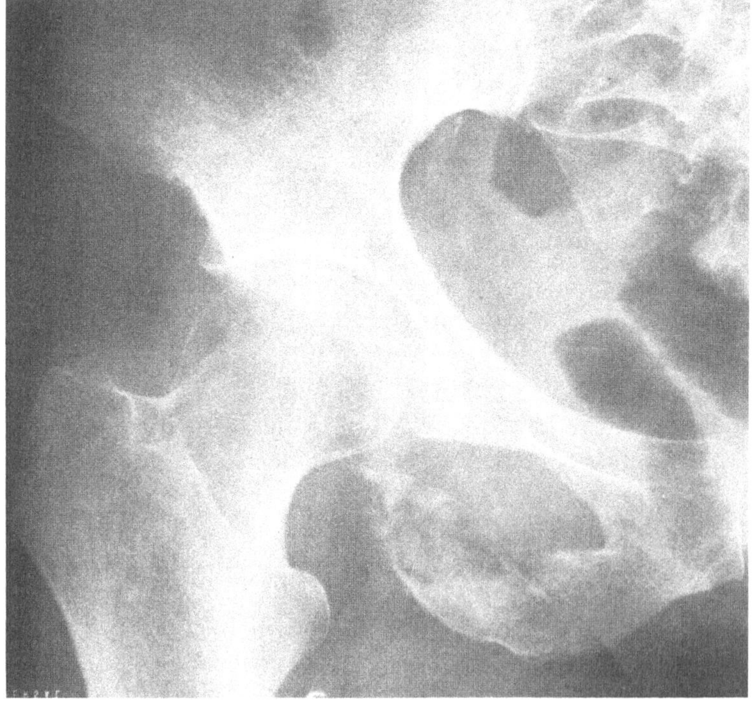

Abb. 20. Ossäre Metastase im Bereich des re Sitzbeines und re Hüfte (17. 9. 1985)

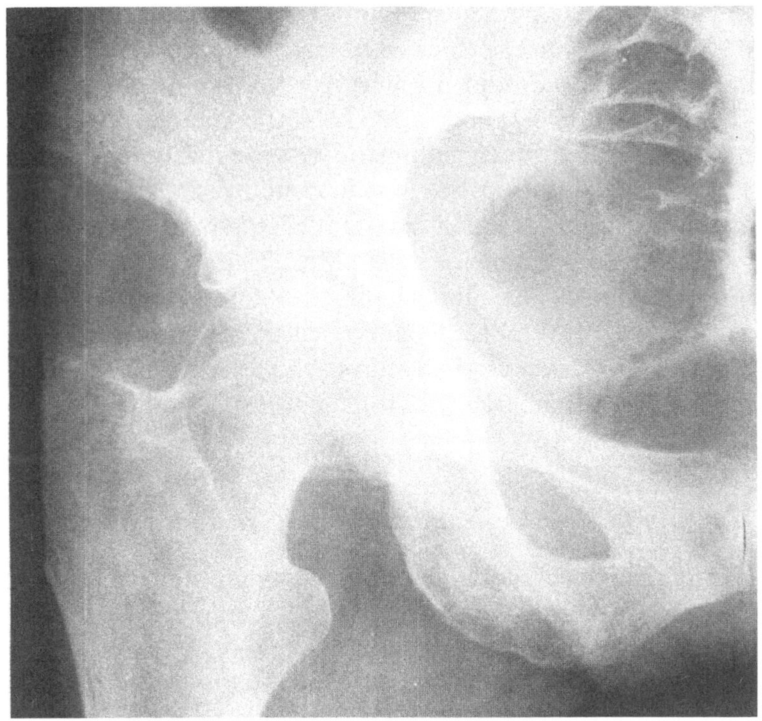

Abb. 21. Rückbildung der ossären Veränderungen nach Radio-Chemotherapie (25. 9. 1986)

Hydronephrose verursacht. Der die Beckenwand rechts infiltrierende Tumor konnte nicht im Gesunden reseziert werden.

Postoperativ wurde eine Radiotherapie durchgeführt. Über ventro-dorsale Bestrahlungsfelder wurde eine Dosis von 50 Gy im Zielgebiet verabreicht (Januar bis Februar 1984).

Im Frühjahr 1985 kam es zu einer metachronen Lymphknotenmetastasierung rechts inguinal. Im Juni 1985 wurde eine Exstirpation der Lymphknoten durchgeführt und die Patientin zur Radiotherapie zugewiesen.

Eine CT-Untersuchung und Röntgenuntersuchung des Beckens ergab ein Lokalrezidiv im Bereich des Beckens (Abb. 20).

Es wurde eine neuerliche Radiotherapie durchgeführt, bei der simultan eine strahlensensibilisierende Chemotherapie mit Mitomycin C und 5-Fluoro-Uracil verabreicht wurde. Die bestrahlte Dosis betrug 30 Gy/15 Fraktionen.

Die starke Schmerzsymptomatik besserte sich innerhalb der ersten Bestrahlungswoche. Auch radiologisch konnte eine überaus deutliche Remission festgestellt werden (Abb. 21).

Ein Jahr später trat eine ossäre Metastase im 4. Lendenwirbelkörper auf. Die durchgeführte Radiotherapie konnte wieder eine vollständige Schmerzfreiheit bewirken.

Anfang 1987 war die Patientin nach dieser palliativen Therapie trotz offenbaren Resttumors im Beckenbereich beschwerdefrei.

Karzinome des Analrandes/Perianalregion

Karzinome des Analrandes/Perianalregion sind wesentlich seltener als die des Analkanals. Von Karzinomen dieser Region werden im Unterschied zum Analkanalkarzinom 3—4 Mal häufiger Männer befallen (Morson 1960, Schulz et al. 1982, Pyper and Parks 1985).

Karzinome des Analrandes/Perianalregion entstehen aus dem Hautbereich um der Analöffnung.

Das Erscheinungsbild entspricht im Frühstadium einem Knötchen mit relativ langsamen Wachstum. Später ulzeriert der meist flache Tumor, der in Spätstadien die gesamte Zirkumferenz einnimmt und weit in den angrenzenden Hautbereich infiltrieren kann.

Diese Region wird durch ein dichtes Lymphgefäßsystem charakterisiert. Die Lymphgefäße führen die Lymphe zu den Inguinalregionen, wo sie in den Nodi lymphatici inguinales superficiales filtriert werden. Es sei hier darauf hingewiesen, daß die Mesenteriallymphknoten nur sehr selten metastatisch befallen werden. Neben den inguinalen Lymphknoten können auch iliacale Lymphknoten metastatisch befallen werden. Bezüglich der Stadieneinteilung siehe Tabelle 40.

Differentialdiagnostisch muß von Mb. Paget, Mb. Bowen, Condyloma accuminata und dem seltenen Melanom unterschieden werden.

Tabelle 40. Klinische Stadieneinteilung der Karzinome des Analrandes/Perianalregion (UICC 1982/1987)

T1	Tumor bis 2 cm im Durchmesser mit oberflächlichem oder exophytischem Wachstum.
T2	Tumor mehr als 2 cm, bis 5 cm im Durchmesser, oder bei minimaler Hautinfiltration.
T3	Tumor mehr als 5 cm im Durchmesser oder bei tiefer Hautinfiltration.
T4	Tumor mit Übergreifen auf Nachbarorgane (Muskel, Knochen usw.).
N1	Befall von einseitigen, beweglichen, regionären Lymphknoten.
N2	Befall von beidseitigen, beweglichen, regionären Lymphknoten.
N3	Befall von fixierten, regionären Lymphknoten.

Histologisch handelt es sich bei den Karzinomen hauptsächlich um hoch differenzierte Plattenepithelkarzinome. Neben diesen finden sich auch Basaloidzellkarzinome. Mukoepidermoidkarzinome sowie andere seltene Karzinomformen.

Beitragend zu der besseren Prognose dieser Tumoren im Vergleich zu den Analkarzinomen ist, daß nur in 15 % ein niedrig differenziertes Plattenepithelkarzinom vorkommt. Bei Analkanalkarzinomen sind 80 % histologisch schlecht differenziert (Frost et al. 1984, Hardcastle and Bussey 1968).

Therapie

Dieses seltene Karzinom wird oft durch eine ausgedehnte lokale Exzision operiert. Berichte von größeren operativen Eingriffen (abdomino-perineale Exstirpation) oder Strahlenbehandlung sind selten.

Lokale Exzision

Etwa 60 % aller Tumoren können durch eine lokale chirurgische Maßnahme behandelt werden. Die 5-Jahres-Überlebensrate beträgt um 75 %, unter Berücksichtigung der nicht tumorbedingt Verstorbenen ist die Zahl der Geheilten auch höher (Beahrs and Wilson 1976). Tabelle 41 zeigt die Ergebnisse der lokalen Exzision. Das Ergebnis ist in hohem Grad von der Infiltration des Tumors abhängig. Bei der lokalen Therapie schmälert die relativ hohe Rezidivrate zum Teil den Erfolg dieser Behandlungsmethode.

Tabelle 41. Lokale Exzision von Karzinomen des Analrandes/Perianalregion

Autor	Patienten	Überleben (5 Jahre) (%)	Lokalrezidiv (%)
Hardcastle and Bussey 1968	30	60	43
McConell 1971	21	81	
Beahrs and Wilson 1976	27	100	
Al-Jurf et al. 1979	10	90	50
Schraut et al. 1983	11	82	
Greenall et al. 1984	31	68	42
Pyper and Parks 1987	11	82	

Abdomino-perineale Exstirpation

Diese radikale Operation wird nur bei ausgedehnten Tumoren angewandt. Die 5-Jahres-Heilungsraten liegen zwischen 20—80 % (Schraut et al. 1983, Hardy et al. 1969). Dies ist Ausdruck unterschiedlicher Selektion und kleiner Fallzahlen.

Radiotherapie

Zu Beginn wurden die meisten Analrandkarzinome ausschließlich durch eine Brachytherapie behandelt, wegen der erheblichen Nebenwirkungen der alleinigen interstitiellen

Radiotherapie ist diese Therapieform verlassen worden (Papillon 1982).

Papillon (1982) berichtet über 12 Patienten, die 1951—1970 mit Ra-226 behandelt wurden.

Die 5-Jahres-Heilungsrate beträgt 5/12, 4 Patienten verstarben an nicht tumorbedingten Erkrankungen. Seit 1971 wird im Centre Léon Bérard eine perkutane Telekobalttherapie durchgeführt (40 Gy/10 Fraktionen/16 Tagen). Bei Resttumor wird nach 2 Monaten eine Dosisaufsättigung durch eine Ir-192-Implantation durchgeführt. Auch hier wird seit einiger Zeit die kombinierte Radio-Chemotherapie mit Mitomycin C und 5-Fluorouracil durchgeführt.

Die 5-Jahres-Überlebensrate ist bei diesen kombiniert behandelten Patienten 20/39 (51 %) (Papillon, persönliche Mitteilung 1987).

Cummings et al. (1986) berichteten über die Ergebnisse der Radiotherapie im Princess Margaret Hospital, Toronto. Sie behandelten 28 Patienten mit unterschiedlichen Techniken (perkutane ± interstitielle Radiotherapie ± 5-FU und MMC). Die Überlebensrate betrug 22/28, die Ergebnisse sind besser bei den radio-chemotherapeutisch behandelten Patienten, 15/17 vs. 7/11.

Alle Patienten mit einem Tumor kleiner als 5 cm wurden durch die Radiotherapie lokal kontrolliert, während die Tumorkontrolle bei den über 10 cm messenden Tumoren 2/5 war.

Aufgrund der vorliegenden Daten ist bei den Analkanal- und Analrand/Perianalkarzinomen die primäre Radio-Chemotherapie die Therapie der Wahl.

Literatur

Al-Jurf AS, Turnbull RB, Fazi VW (1979) The local treatment of squamous cell carcinoma of the anus. Surg Gynecol Obstet 148: 576—578

Beahrs OH (1979) Management of cancer of the anus. Am J Roentgenol 133: 791—795

Beahrs OH (1985) Management of squamous cell carcinoma of the anus and adenocarcinoma of the lower rectum. Int J Radiat Oncol Biol Phys 11: 1741—1742

Beahrs OH, Wilson SM (1976) Carcinoma of the anus. Am Surg 184: 422—428

Boman BM, Moertel CG, O'Connell MJ, Scott M, Weiland LH, Beart RW, Gunderson LL, Spencer RJ (1984) Carcinoma of the anal canal — a clinical and pathologic study of 188 cases. Cancer 54: 114—125

Bond WH (1960) Discussion on squamous cell carcinoma of the anus and anal canal. Proc R Soc Med 53: 411—414

Brennan JT, Stewart CF (1972) Epidermoid carcinoma of the anus. Ann Surg 176: 787—790

Bruckner HW, Spigelman MK, Mandel E, et al (1979) Carcinoma of the anus treated with a combination of radiotherapy and chemotherapy. Cancer Treat Rep 63: 395—398

Clark J, Petrelli N, Herrera L, Mittelman A (1986) Epidermoid carcinoma of the anal canal. Cancer 57: 400—406

Corman ML, Haggitt RC (1977) Carcinoma of the anal canal. Surg Gynecol Obstet 145: 674—676

Courtial J, Fernandez-Colmeiro JM (1960) Les indications et les résultats de la roentgenthérapie et de la curiethérapie dans le cancer du canal anal. Arch Mal Appar Dig 49: 43—54

Cummings BJ, Rider WD, Harwood AR, Keane TJ, Thomas GM, Erlichman C, Fine S (1982) Combined radical radiation therapy and chemotherapy for primary squamous cell carcinoma of the anal canal. Cancer Treat Rep 66: 489—492

Cummings BJ, Thomas GM, Keane TJ, Harwood AR, Rider WD (1982) Primary radiation therapy in the treatment of anal canal carcinoma. Dis Colon Rect 25: 778—782

Cummings BJ (1982) The place of radiation therapy in the treatment of carcinoma of the anal canal. Cancer Treatment Rev 9: 125—147

Dalby JE, Pointon RS (1961) The treatment of anal carcinoma by interstitial irradiation. Am J Roentgenol 85: 515—520

Dargent M (1958) Le cancer de l'anus. Rev Prat 8: 731—741

Delouche G, Bachelot F, Cohen M, Gest J (1973) La radiothérapie des cancers malpighiens de l'anus. J Radiol Electrol Med Nucl 54: 642—646

Dillard BM, Spratt JS, Ackermann LV, Butcher HR (1963) Epidermoid carcinoma of the anal margin and canal. Arch Surg 86: 772—777

Dobrowsky, W (1986) Kombinierte Radio-Chemotherapie des Analkarzinoms (Fallbericht). Wien Klin Wochenschr 98: 361—365

Dobrowsky W (1987) Konservative Behandlung des Analkarzinoms. Strahlentherapie 9: 583—586

Eschwege F, Lasser A, Chary P, Wibault, Kac J, Rougier P, Bognel C (1985) Squamous cell carcinoma of the anal canal: treatment by external beam irradiation. Radiother Oncol 3: 145—150

Eschwege F, Fajbisowicz S, Otmezguine Y, Sarrazin D (1973) Cancers épidermoïdes de l'anus. J Radiol Electrol Med Nucl 54: 636

Frost DB, Richards PC, Montague ED, Giacco GG, Martin RG (1984) Epidermoid cancer of the anorectum. Cancer 53: 1285—1293

Glimelius B, Graffman S, Påhlman L, Wilander E (1983) Radiation therapy of anal carcinoma. Acta radiol oncol 22: 273—279

Glimelius B, Påhlman L (1987) Radiation therapy of anal epidermoid carcinoma. Int J Radiat Oncol Biol Phys 13: 305—312

Golden GT, Horsley III JS (1976) Surgical management of epidermoid carcinoma of the anus. Am J Surg 131: 275—280

Green JP, Schaupp WG, Cantril ST, Schall G (1980) Anal carcinoma: current therapeutic concepts. Am J Surg 140: 151—155

Greenall MJ, Magill GB, Quan SHQ, DeCosse JJ (1986) Recurrent epidermoid cancer of the anus. Cancer 57: 1437—1441

Greenall MJ, Quan SHQ, Urmacher C, DeCosse JJ (1985) Treatment of epidermoid cancer of the anal canal. Surg Gynecol Obstet 161: 509—517

Grinell RS (1954) An analysis of forty-nine cases of squamous cell carcinoma of the anus. Surg Gynecol Obstet 98: 29—39

Hardcastle JD, Bussey HJR (1968) Results of surgical treatment of squamous cell carcinoma of the anal canal and the anal margin. Proc R Soc Med 61: 629—630

Hardy KJ, Hughes ESR, Cuthbertson AM (1969) Squamous cell

carcinoma of the anal canal and anal margin. Aust NZ J Surg 38: 301—305

Hightower BM, Judd ES (1967) Carcinoma of anal canal and anus: Current status of therapy. Mayo Clin Proc 42: 271—275

James RD, Pointon RS, Martin S (1985) Local radiotherapy in the management of squamous carcinoma of the anus. Br J Surg 72: 282—285

Jensen SL, Hagen K, Shokouh-Amiri MH, Nielsen OV (1987) Does an erroneous diagnosis of squamous-cell carcinoma of the anal canal and anal margin at first physician visit influence prognosis? Dis Colon Rectum 30: 345—351

John MJ, Flam M, Lovalvo L, Mowry PA (1987) Feasibility of non-surgical definitive management of anal canal carcinoma. Int J Radiat Oncol Biol Phys 13: 299—303

Judd ES, De Tar BE (1955) Squamous cell carcinoma of the anus: results and treatment. Surgery 37: 220—228

Klotz RG, Pamukoglu T, Souillard DH (1967) Transitional cloacogenic carcinoma of the anal canal. Clinicopathological study of 373 cases. Cancer 20: 1727—1745

Kuehn PG, Beckett R, Eisenberg H, Reed JF (1964) Epidermoid carcinoma of the perianal skin and anal canal. N Engl J Med 270: 614—617

Kuehn PG, Eisenberg H, Reed JF (1968) Epidermoid carcinoma of the perianal skin and anal canal. Cancer 22: 932—938

Loygue J, Langier A, Pare R, Weisgerber G (1981) Carcinoma epidermoide de l'anus, a propos de 149 observations. Chirurgie 109: 710—716

MacConnell EM (1970) Squamous carcinoma of the anus: a review of 96 cases. Br J Surg 57: 89—92

Meeker WR, Sickle-Santanello BJ, Philpott G, Kenady D, Bland KI, Hill GH, Popp MB (1986) Combined chemotherapy, radiation and surgery for epithelial cancer of the anal canal. Cancer 57: 525—529

Michaelson RA, Magill GB, Quan SHQ, Leaming RH, Nikrui M, Stearns MW (1983) Preoperative chemotherapy and radiation therapy in the management of anal epidermoid carcinoma. Cancer 51: 390—395

Morson BC (1960) The pathology and results of treatment of squamous cell carcinoma of the anal canal and anal margin. Proc R Soc Med 53: 416—420

Newman HK, Quan SHQ (1976) Multimodality therapy for epidermoid carcinoma of the anus. Cancer 37: 12—19

Nigro ND, Vaitkevicius VK, Considine B (1974) Combined therapy for cancer of the anal canal: a preliminary report. Dis Colon Rectum 17: 354—356

Nigro ND, Vaitkevicius VK, Buroker T, Bradley GT, Considine B (1981) Combined therapy for cancer of the anal canal. Dis Colon Rectum 24: 73—75

O'Brien JP, Lombardo SS, Oppenheim A (1950) Carcinoma of the anus. Am J Surg 79: 832—833

Papillon J (1982) Rectal and anal cancers. Conservative treatment by irradiation: an alternative to radical surgery. Springer, Berlin Heidelberg New York

Papillon J, Montbarbon JF (1987) Epidermoid carcinoma of the anal canal. Dis Colon Rectum 30: 324—333

Paradis P, Douglas HJ, Holyore ED (1975) The clinical implications of a staging system for carcinoma of the anus. Surg Gynecol Obstet 141: 411—416

Parks A (1981) Squamous carcinoma of the anal canal. Ann Gastroenterol Hepatol 17: 103—107

Pyper PC, Parks TG (1985) The results of surgery for epidermoid carcinoma of the anus. Br J Surg 72: 712—714

Quan SHQ (1978) Anal and para-anal tumors. Surg Clin North Am 58: 591—603

Quan SHQ (1979) Squamous cancer of the anorectum. Int J Radiat Oncol Biol Phys 5: 63 (abstr)

Richards JC, Beahrs OH, Woolner LB (1962) Squamous cell carcinoma of the anus, anal canal and rectum in 109 patients. Surg Gynecol Obstet 114: 474—482

Rosato FE, Buck W, Rosato EF (1968) Squamous cell carcinoma of the anal canal: review of 21 cases. Dis Colon Rectum 2: 209—212

Rousseau J, Mathieu G, Fenton J, Cuzin J (1973) Radiothérapie des cancers malpighiens de l'anus. J Radiol Electrol Med Nucl 54: 622—626

Salmon RJ, Fenton J, Asselain B, Mathieu G, Girodet J, Durand JC, Decroix Y, Pilleron J, Rousseau J (1984) Treatment of epidermoid anal canal cancer. Am J Surg 147: 43—48

Sawyers JL (1972) Squamous cell carcinoma of the perianus and anus. Surg Clin North Am 52: 935—941

Schlag P (1986) Aspekte operativer und multimodaler Therapie beim Analkarzinom. Chirurg 57: 488—492

Schraut WH, Wang C, Dawson PJ, Block GE (1983) Depth of invasion, location and size of cancer of the anus dictate operative treatment. Cancer 51: 1291—1296

Schulz U, Bamberg M, Gross E, Niebel (1982) Die kombinierte chirurgisch-radiologische Therapie der Plattenepithelkarzinome des

Analkanals und der perianalen Haut. Strahlentherapie 158: 327—335

Sedgwick CE, Wainstein E (1959) Epidermoid carcinoma of the anus and rectum. Surg Clin North Am 39: 759—773

Singh R, Nime F, Mittelman A (1981) Malignant epithelial tumors of the anal canal. Cancer 48: 411—414

Sischy B (1985) The use of radiation therapy combined with chemotherapy in the management of squamous cell carcinoma of the anus and marginally resectable adenocarcinoma of the rectum. Int J Radiat Oncol Biol Phys 11: 1587—1593

Stearns MW, Quan SH (1970) Epidermoid carcinoma of the anorectum. Surg Gynecol Obstet 131: 953—957

Sweet RH (1947) Results of treatment of epidermoid carcinoma of the anus and rectum. Surg Gynecol Obstet 84: 967—972

TNM-Atlas (1982) UICC, Springer, Berlin Heidelberg New York

TNM (1987) Klassifikation maligner Tumoren. UICC. Springer, Berlin Heidelberg New York Tokyo

Wanebo HJ, Futrell JW, Constable WC, Rosenoff S (1981) Multimodality approach to the surgical management of locally advanced epidermoid carcinoma of the anorectum. Cancer 47: 2817—2829

Anhang: Isodosen

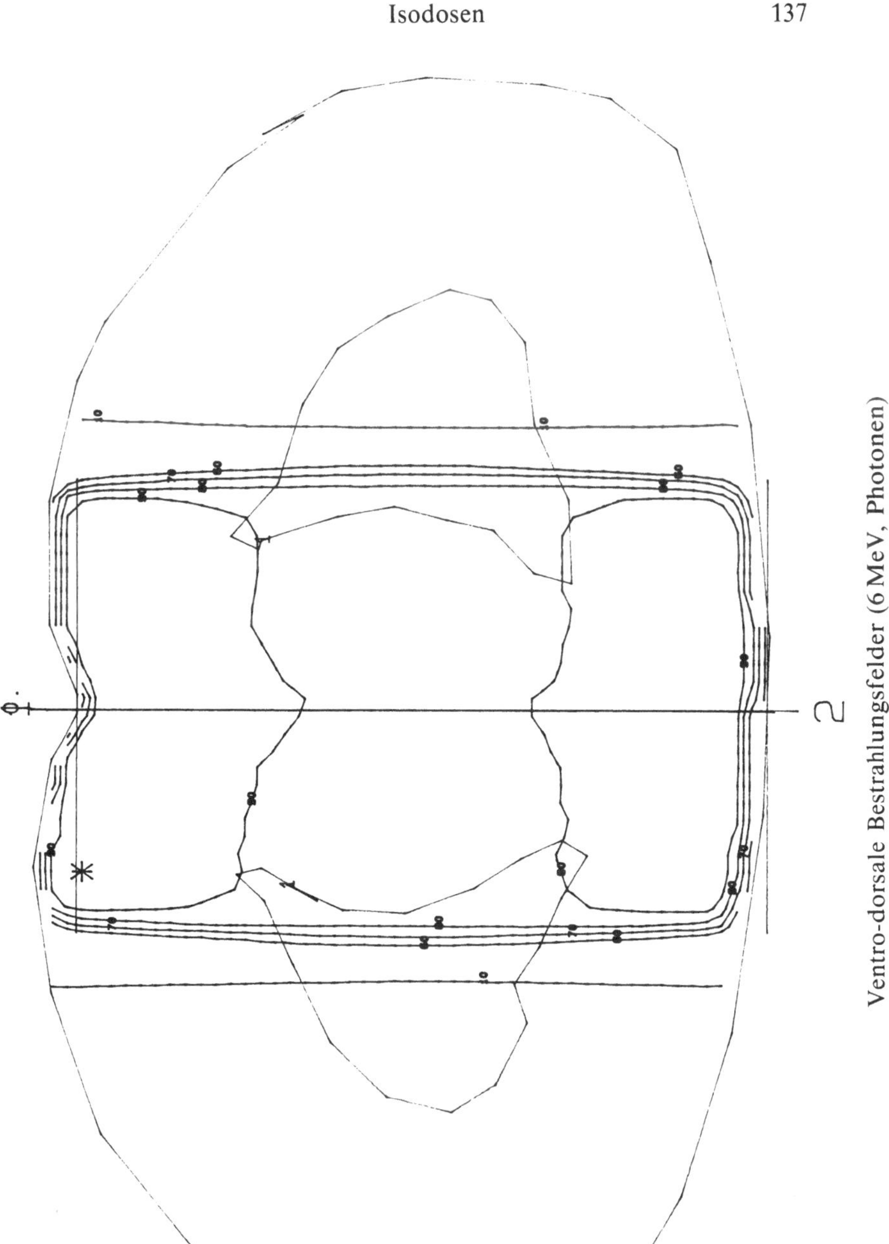

Ventro-dorsale Bestrahlungsfelder (6 MeV, Photonen)

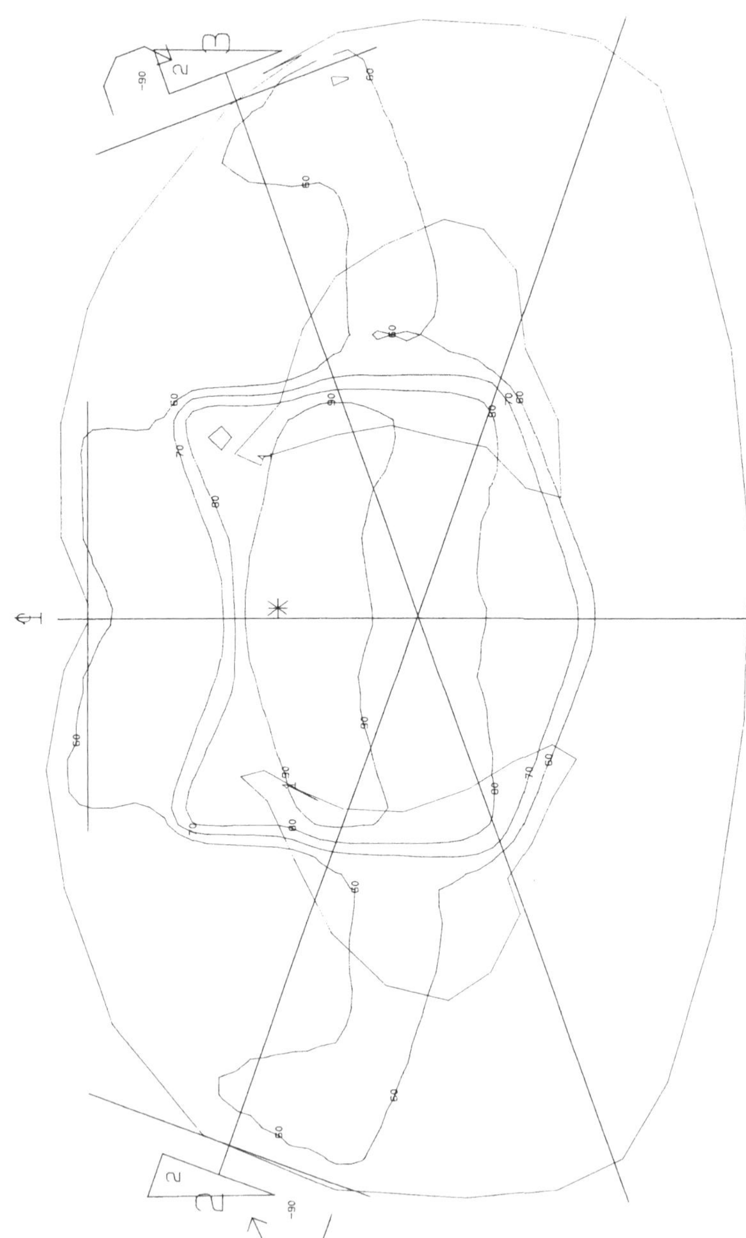

3-Feldertechnik, 1 dorsales Feld + 2 geneigte Keilfelder (6 MeV, Photonen)

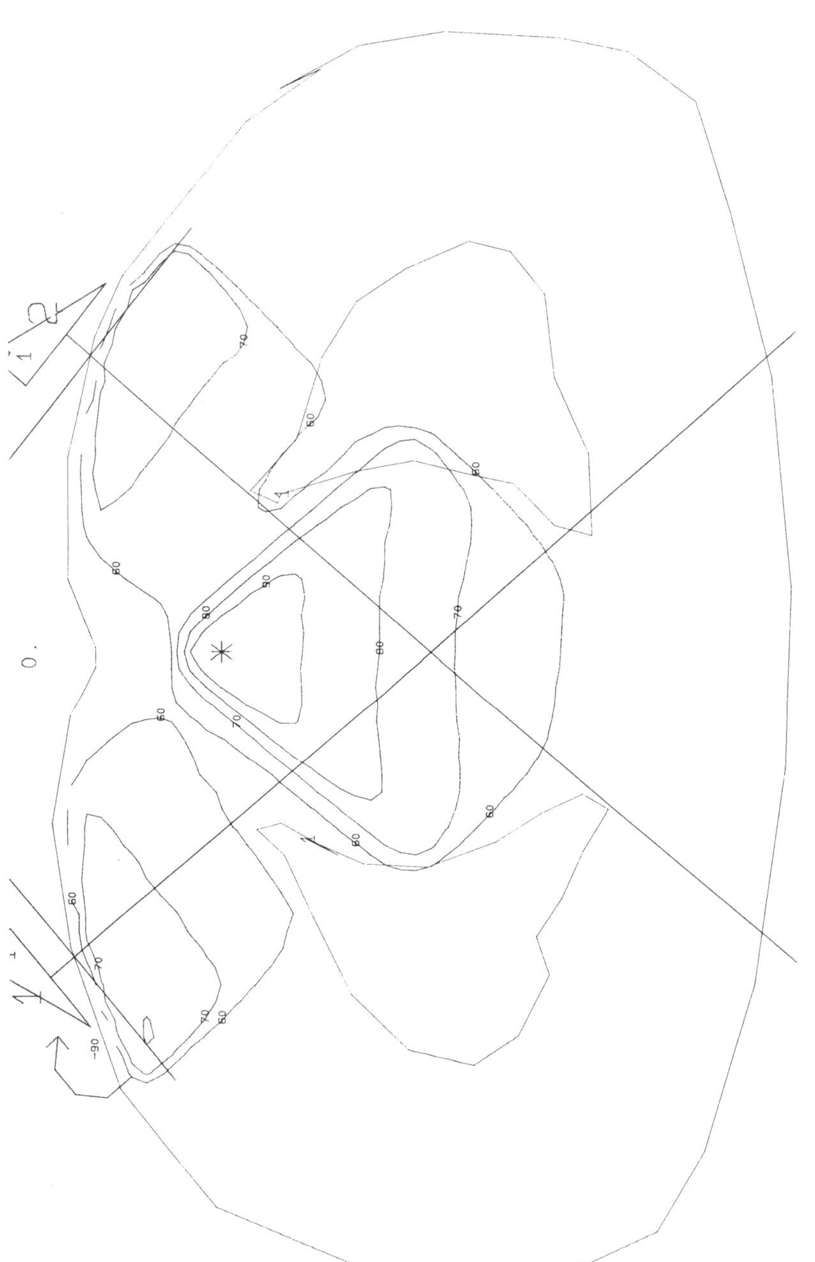

2 geneigte Keilfelder (6 MeV, Photonen)

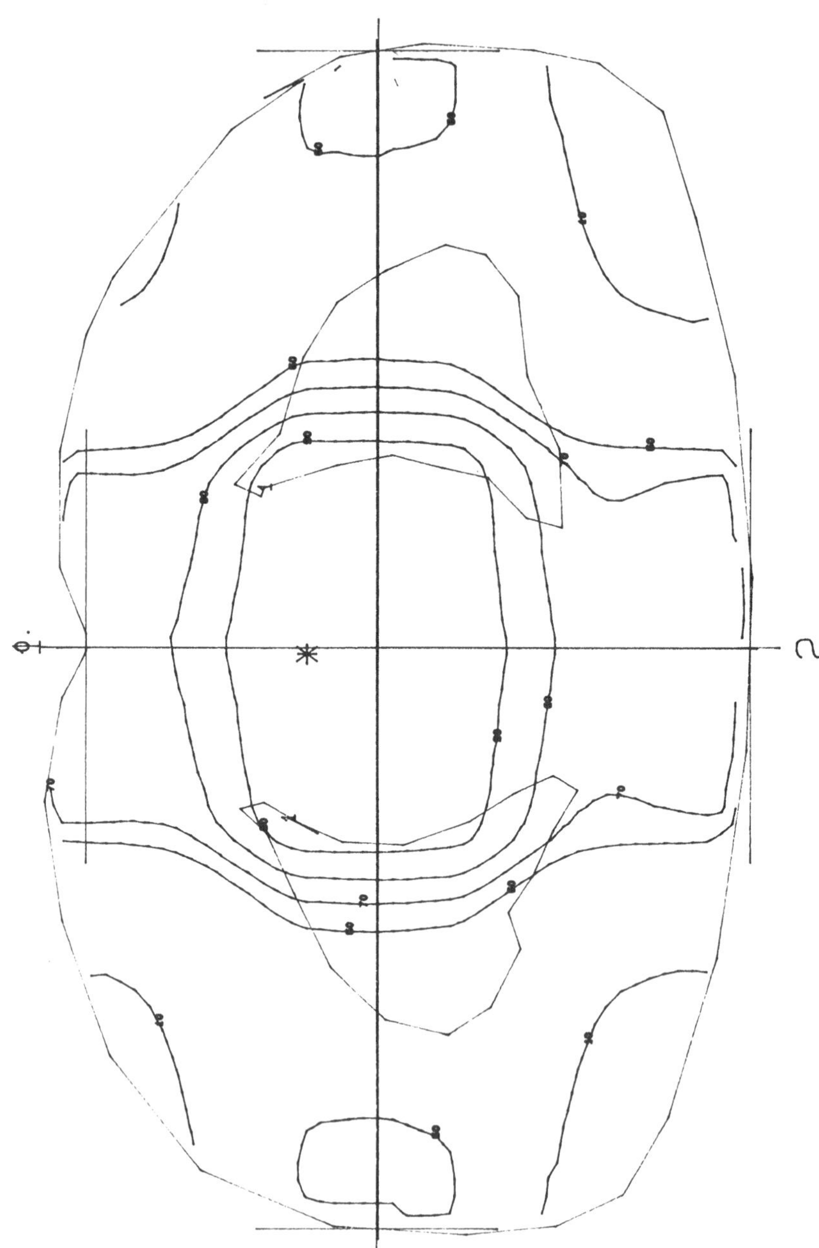

4-Feldertechnik, 2 seitliche und 2 ventro-dorsale Felder (Co^{60})

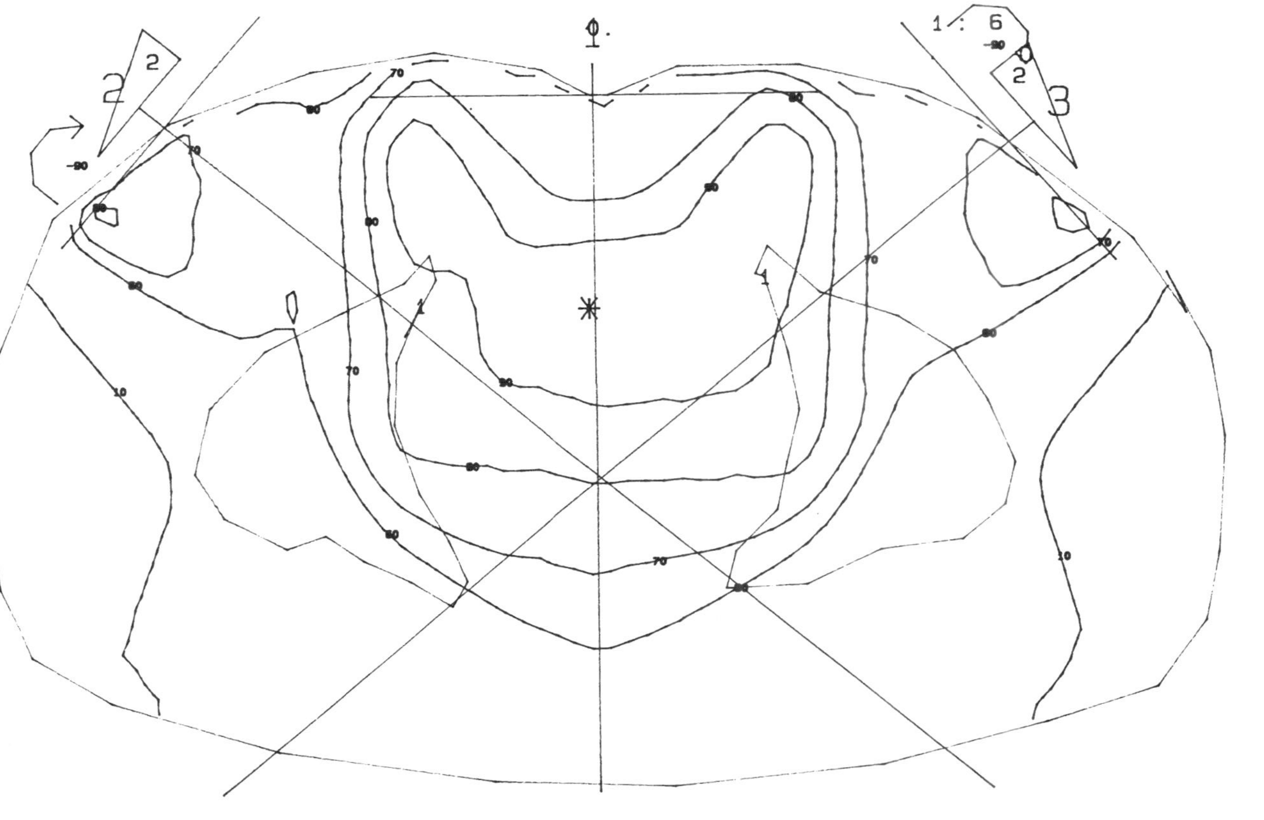

3-Feldertechnik, 1 dorsales und 2 geneigte Keilfelder (Co^{60})

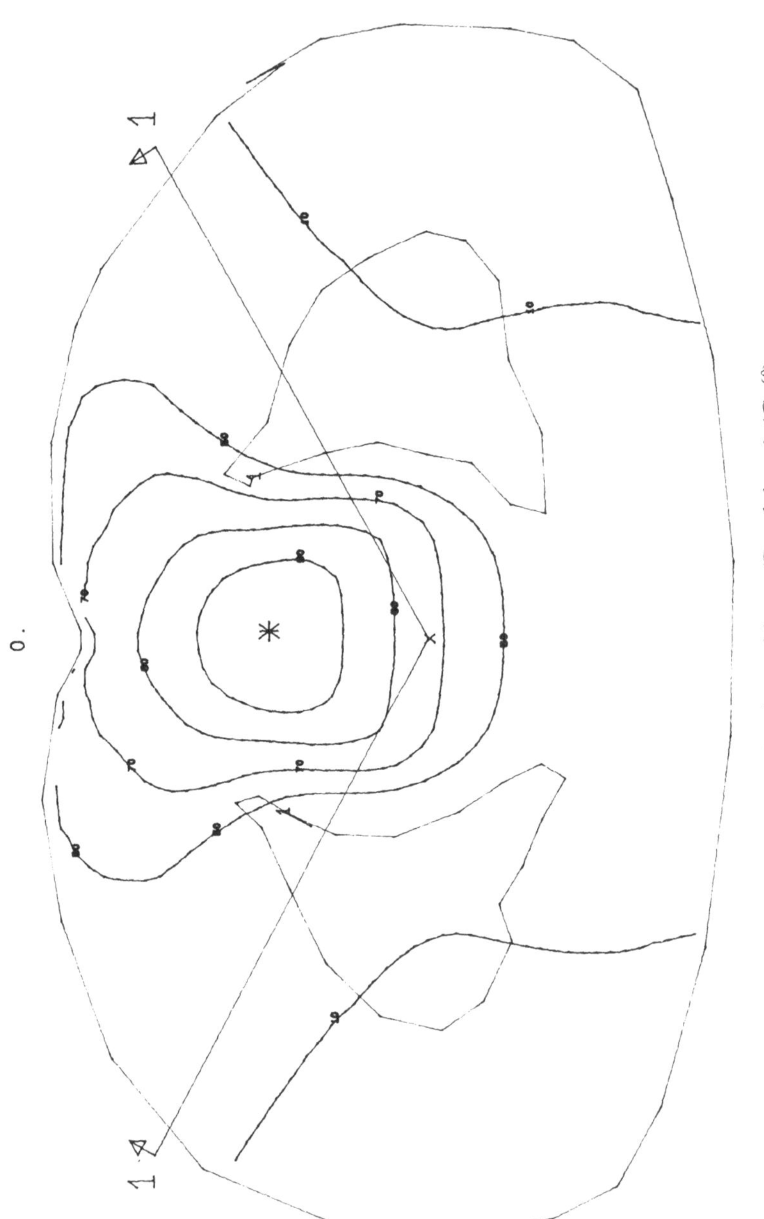

Rotationsbestrahlung (Pendelung) (Co^{60})

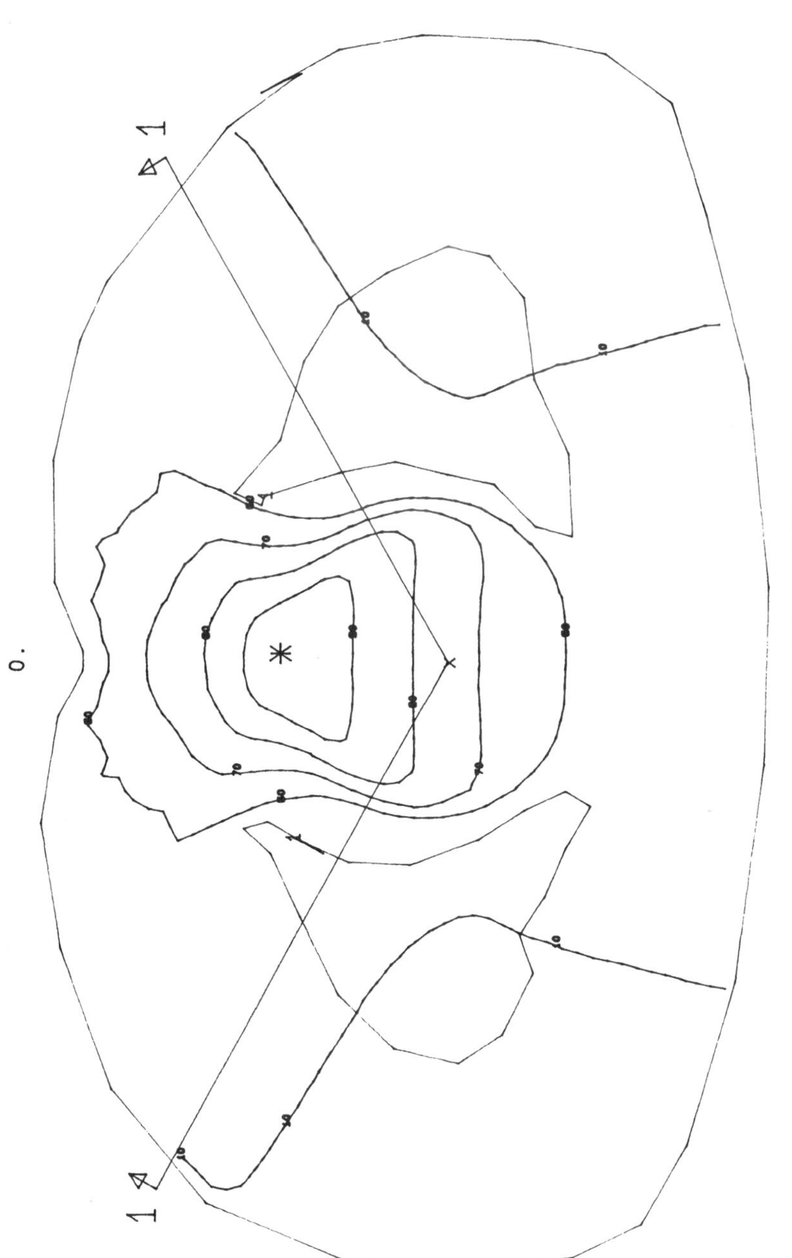

Rotationsbestrahlung (Pendelung) (6 MeV, Photonen)

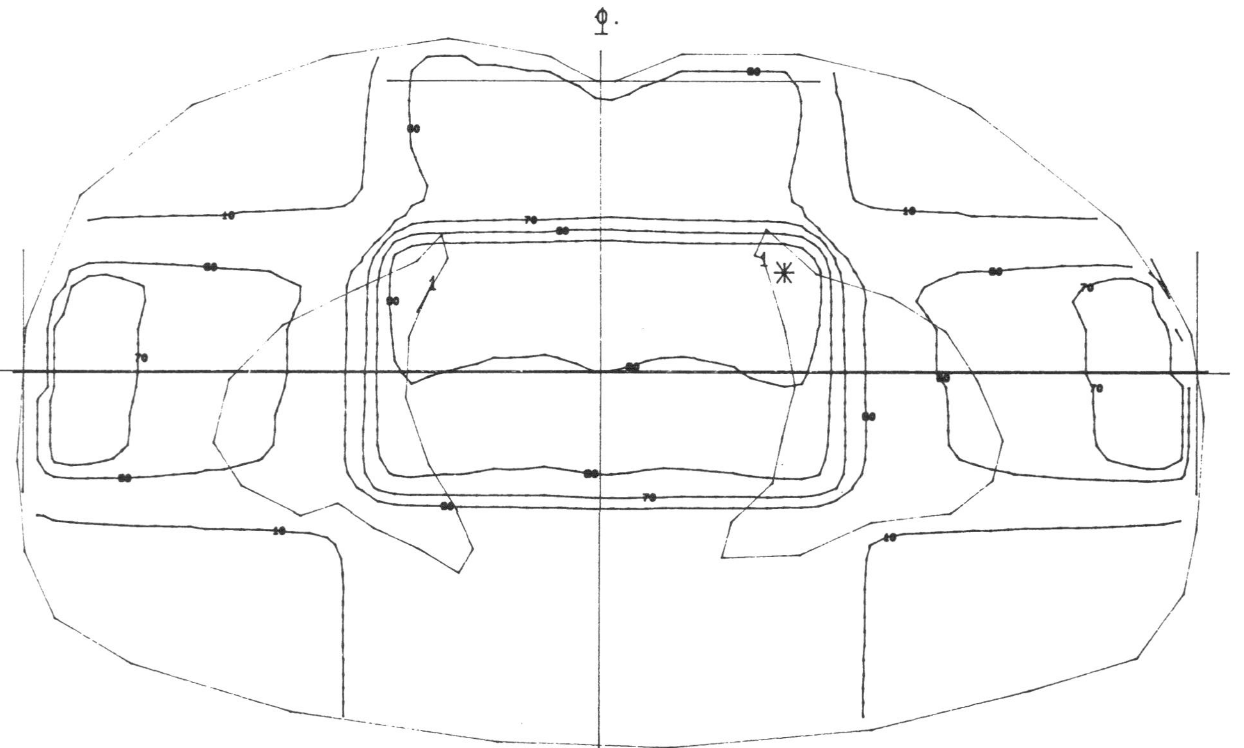

3-Feldertechnik, 1 dorsales und 2 seitliche Felder (6 MeV, Photonen)

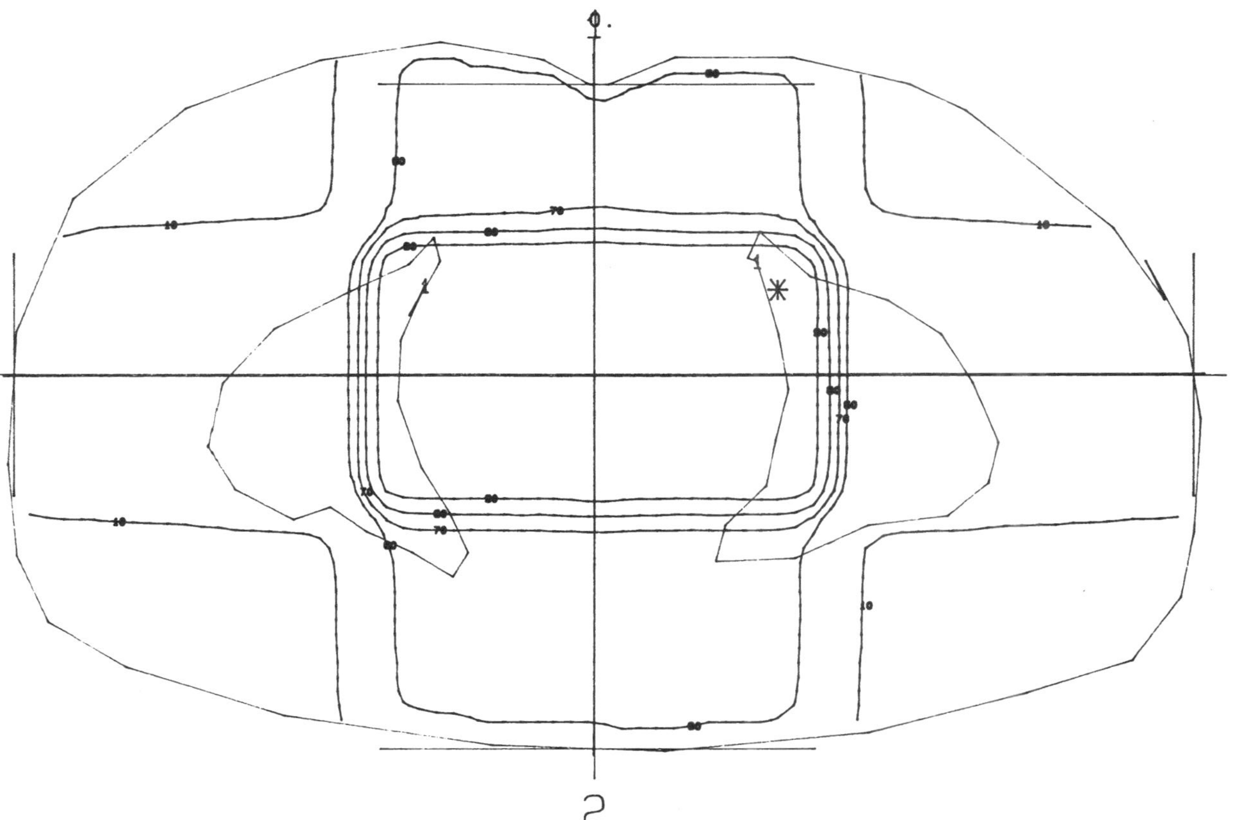

4-Feldertechnik, 2 seitliche und 2 ventro-dorsale Felder (6 MeV, Photonen)

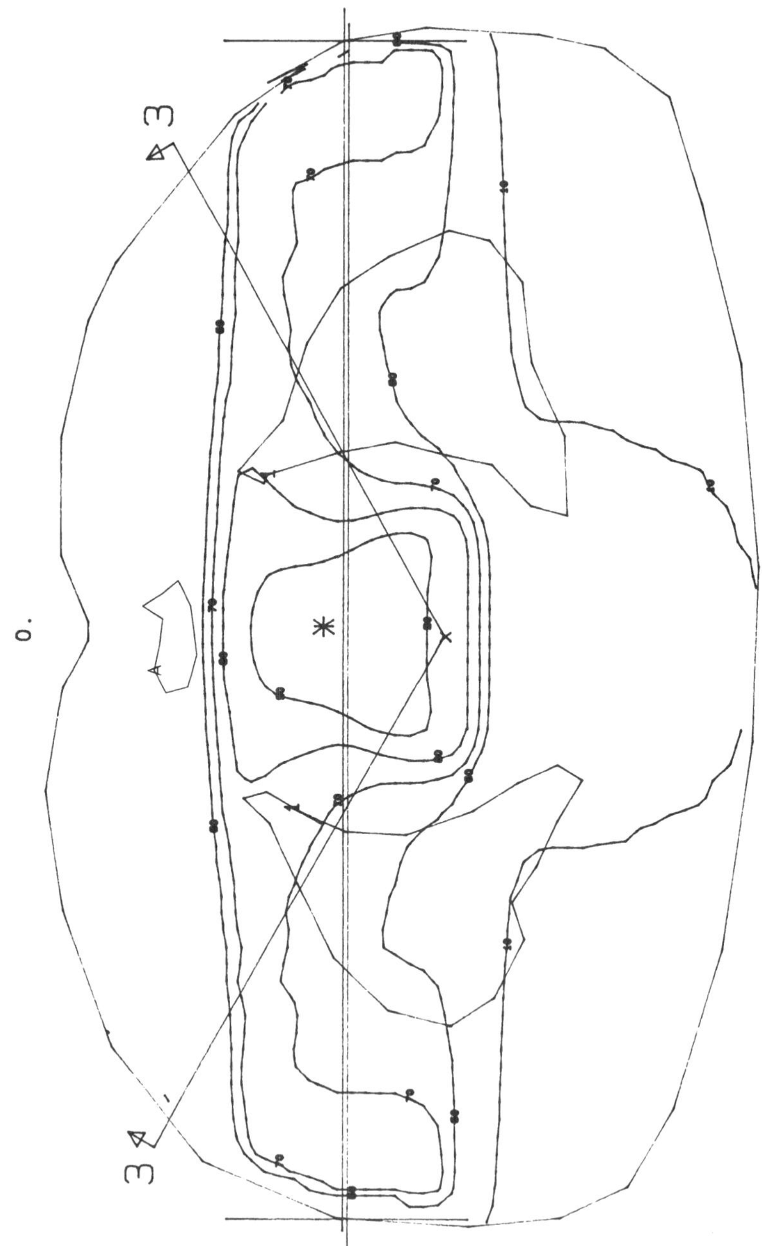

Rotationsbestrahlung und 2 seitliche Felder (6 MeV, Photonen)